【正誤表】

本文中に間違いがありましたので下記の通り訂正します。

※本文 133 ページ（11 行目）
（誤）「ペグラ脳症が起こりました」
（正）「ペラグラ脳症が起こりました」

※本文 149 ページ（12 行目）
（誤）「2014 年 4 月から東大病院で」
（正）「2015 年 4 月から東大病院で」

以上、関係各位に深くお詫び致します。

［編集部］

脳神経外科医が教える

糖質制限ホントの話

メタボ・糖尿病を
本気で改善したい人の
ための本

医師
石原信一郎

現代書林

はじめに

「糖質制限って、本当はいいの？　悪いの？」

「実際にやって、血糖値が下がった！　1か月で5kg減！　とか言うトモダチいるよ」

「私のトモダチは、糖質制限なんてやっぱりダメ！　ひどい目にあったワ！　だって……」

「どっちがホントなのヨ～～！」

＊

こんにちは、脳神経外科医の石原です。福岡で糖質制限の外来をやってます。

冒頭のような会話、最近よく耳にします。

「糖質制限、やっていいの？　悪いの？」

みなさんはどう思いますか？

お忙しいでしょうから、まず答えを申し上げることにしましょう。答えは……

じつは、どっちも正解なんです！（笑）

＊

これでは答えになってませんか？　たしかに。

でも、人間のからだ（健康）のためを考えた「食べ方の話」なのですから、単純に「正しい、間違い」とはいい切れないのですよ。

よく「善玉コレステロール」とか「悪玉コレステロール」といいますが、どちらも人間のからだが肝臓でつくっているものです。いいも悪いもありません。からだに必要だからつくられている、それだけです。

腸内細菌も善玉と悪玉に分けられていますが、悪さしかしないように聞こえる悪玉細菌も、じつはいなくなると腸内の環境が悪くなることがわかっています。

私たち人間の発達した大脳というのは、善悪とか右左というように、「さあドッチ？」の思考回路になりがちです。そのほうが説明しやすいし、わかってもらえやすいからです。でも健康というのは、信じられないくらいに複雑で〝神秘的〟としか表現できないような生命の問題なのです。どっちもどっちで、いつも変化しています。もっともっと曖昧な部分がたくさんあります。

だから私は、あえてこう言いたい。

「糖質制限は、間違っているけど、正解かもしれない」

だめですか？（笑）

ただ一つ確実にいえることは、みなさんの目的は糖質制限が正しいのか間違いなのかを突き止めることではなく、自分自身の健康（美しさ?）をベストに近づけることにある、ということです。それは同意してもらえると思います。

＊

もったいぶらずに言いましょう。糖質制限は、正解なのです。

ただし、いくつかの「条件」のようなものがあります。

糖質制限を成功させるために、知っておくべきことがある、ということです。

人間のからだにとって糖がどのようなもので、どんなメリット・デメリットがあるのか。

それは、万人に共通しています。しかし、その人の食習慣（好き嫌い）、運動習慣、ストレス度、肥満度、お酒の習慣、そして年齢もそれぞれ一人ひとり違います。まったく同じケースは、一つとしてないでしょう。

つまり、糖質制限というのはとても単純で簡単な、誰でも同じようにできる食事療法ですが、それを行ったときにからだに現れる変化は、厳密にいえば一人ひとり違う、ということです。それは、一人ひとりの血液データに現れています。

じつは、糖質制限をきちんと行うためには、そして最大限の効果を引き出すためには、自分自身の血液からどのような栄養素が不足しているのかを突き止め、その不足している栄養素を意図的に摂取して十分なレベルまで引き上げる、ということが欠かせません。

糖質制限をやったら疲れやすくなった、集中力が続かなくなった、イライラするようになったという人は、それまでの生活でなんらかの栄養素が欠乏していたのです。

欠乏しているのは食事から断った「糖」ではありません。ほかの栄養素の欠乏症が糖質制限によって明らかになった、ということなのです。

＊

私は外来で、糖尿病の患者さんや肥満治療が必要な患者さんに糖質制限の指導を行っていますが、同時に「分子整合栄養医学（オーソモレキュラー療法）」という手法を使って総合的な栄養指導も行っています。医師から「栄養の欠乏症ではありません」と言われる基準値内の数値であっても、そこから隠れた「欠乏症」を発見し、それを食事やサプリメントで補っていく、最新の栄養指導です。

「糖質制限＋オーソモレキュラー療法」によって、糖質制限は失敗がなくなります。血糖値の安定、ダイエットという目的を健康的に達成することができます。

私のアドバイスは、患者さんの血液中の成分に隠れています。それぞれ異なる患者さんの血液が教えてくれるのです。私はそれを日本語に翻訳し、患者さんに伝えている、ということです。

本書は、その個々のアドバイスを「こんな人もいる」「現代人はこういう傾向が強い」というかたちでまとめ、みなさんに一般論としてお伝えしようと試みたものです。

糖質制限の基本的な意味ややり方とともに、あなたがそれを実行するときに何を注意すればいいのか（どのような栄養素を補給すべきか）の示唆を、具体的にお伝えしていこうと思います。

本書は、糖質制限をやる前に読んでおくべき必読書です。これを読んで、ぜひ「失敗しない健康的な糖質制限」を実践していただきたいと思っています。

2018年10月吉日

脳神経外科医　石原 信一郎

目次　Contents

第5章◉流行やブームに流されず、自身に最適な健康法を

第1章

じつは珍しくない！
糖質制限がうまくいかない人

【症例】糖質制限で血糖値は安定したが体調不良が始まった

28年間の服薬をやめて糖質制限をスタート

タクシー会社勤務の岡部義徳さん（仮名・69歳）は、41歳のときに糖尿病と診断されました。以来、28年にもわたって薬の服用を続けてきましたが、最近になってドライバー仲間から、薬物療法に頼らない食事療法（糖質制限）で血糖値コントロールを行う治療が当院で行われていることを聞き、２０１７年3月22日に受診しました。

初診時、岡部さんのヘモグロビンＡ１ｃ（過去1か月間の平均的な血糖値を示す値）は薬を服用しているにも関わらず、６・９％でした。正常値は6・0％未満ですから、うまくコントロールできているとはいえません。28年間もまじめに薬を飲みながら、このような状態なのです。

身長は１６７㎝、体重は73kgでした。ＢＭＩ値（肥満度を示す値）は26・２になりますから、やや太り気味です（普通体重の値は18・５～22）。

私は岡部さんに、まず糖質制限の原則を説明しました。

「血糖というのは、血液中に含まれている糖分ですね。その糖は食べものが消化されて、腸から吸収されて血液に入っていったものです。だから、過剰に糖を食べなければ、薬など服用しなくても血糖値は自然に下がるのですよ」

岡部さんはこう言います。

「そこがおかしいんですよ。私はお酒が好きだから甘いもんなんて食べないんだけど」

「でも、ご飯は食べるでしょう（笑）。ご飯とかパンとか麺類とか、ふつうに食べると思いますけど、そういうのは炭水化物といって、噛んでいるとみんな糖に変わるんですよ。ご飯を噛んでると甘くなるでしょう？」

私は、糖尿病の薬はいったん中止して、食事や間食で炭水化物や甘いものを摂らないようにアドバイスしました。岡部さんは、しっかり実行してくれたようです。

血糖値は下がったが、体調不良が始まった

岡部さんの糖質制限は、最初はうまくいっていました。5月には、ヘモグロビンＡ1ｃは6・0％まで下がっていました。体重も少しずつですが落ちていました（半年後の10月に69kg）。明らかに糖質制限の効果です。

ところが岡部さん自身は、糖質制限を始めてからなんとなく疲れやすく、疲労が取れないと感じていたようです。集中できない、とも言っていました。

もともとランニングが趣味で、週に一度ジムでトレーニングをされています。そのときは、青汁ジュースにバナナをミックスしたものを飲むそうですが、そのほかに糖質はほとんど摂っていません。

私は、糖代謝から脂質代謝にうまく切り換われていないのか、と考えていました。

ところがそれから間もなく、会社の健康診断が行われ、驚くようなデータが出てきたのです。中性脂肪の値が1900にもなっていました。正常値は150未満ですから、これはとんでもない数値です。それにしても、糖質制限をしてランニングもやっているのに、なぜ中性脂肪値がこんなに高くなったのでしょうか。

血液中の中性脂肪値は、主に糖質の摂りすぎによって上がります。しかし、糖は摂っていません。考えられるのはお酒の飲みすぎです。

岡部さんは初診時、「仕事明けに焼酎をちょっと飲む程度」と言っていました。私は、その「ちょっと」がどのくらいなのか、あらためて聞いてみました。岡部さんの回答は「夜勤から帰った朝食で1・5合、その日の夕食にも1・5合」ということでした。

タクシードライバーの仕事は、24時間勤務のあと1日お休みのくり返しで、そのお休みの日にそれだけ飲むのだそうです。

3合の焼酎というのは、日本酒に換算すれば5合に相当します。それを1日おきというのは、なかなかの量です。そんな生活を、もう6～7年続けているそうです。

しかし、肝機能が特別に悪いわけではありません。それだけで中性脂肪値が突然1900もの値になった理由は説明できません。脂っこいものをたくさん食べたあと4～6時間後、もしくは飲酒後12時間で採血されたのかもしれません。

とにかく、私はとりあえずしばらくは「禁酒」するようにお願いしました。

仕事明けのお酒をやめ、サプリメントで鉄分補給

岡部さんの「糖質制限による体調不良」の理由は、もう一つありました。鉄分が不足して、貧血気味だったのです。また、アルコールの分解のためには体内のビタミンB群が消耗されます。岡部さんもB群が不足していました。

鉄が不足すると、糖質制限を行って血糖値が下がったときに糖質代謝から脂質代謝に移行できないので、エネルギー不足になってしまいます。脳の働きも鈍ります。ビタミンB群も、エネルギーをつくるときに必要となるビタミンですから、不足すると疲労感が残り、スタミナもなくなります。

糖質制限のあとで始まった岡部さんの不調は、そんなふうにして起こっていたものと思われました。糖質制限は、やめるべきではありません。やめるべきは、お酒です。そして、鉄分とビタミンB群の補給が必要です。

岡部さんは、私の説明を理解してくれました。糖質制限を続けながら、長年続けていた楽しみでもある「勤務明けのお酒」の習慣を断ってくれたのです（いまはノンアルコールビールを飲んでいるとのこと）。また、私がすすめたとおりサプリメントで鉄分とビタミンB群を補給しました。また、卵や肉、とくにレバーを積極的に食べてくれました。

結果は、大正解でした。2か月後、中性脂肪の値は80と正常範囲に下がっていました。また、鉄分の欠乏を示していたデータも少しずつ改善し、それとともに疲労感やスタミナ切れがなくなってきたのです。ヘモグロビンA1cは薬なしで5・8％、体重70kgをキープしています。

元気になった岡部さんは、11月の福岡マラソンに出場して見事に完走されました。

「おかげさまで、楽しく走れました。今年は古稀（70歳）ですからね。記念にもう一度、フルマラソンの完走を目指します！」

いまでは糖質制限にも慣れ、ビタミン剤にも頼らずタンパク質・脂質主体の食材をしっかりと補給しながら、仕事にランニングにと充実した日々を送られています。

糖質制限に失敗するみなさんへ

体調不良になる「理由」が必ずある

糖質制限は、糖尿病の治療食としても、メタボリックシンドロームなどの予防のためのダイエット食としても、たいへん簡単で即効性のある食事法です。

ところが、いま紹介した岡部さんのように、うまくいかない人がときどきいます。

当院の統計では、およそ1／6と少数派ではありますが、決してまれではありません。

いま糖質制限食は、一般的に中高年の健康食のベースとなるまでに普及してきていますから、その分母の大きさを考えれば「たくさんの人」が糖質制限をやってみて疑問に思っている可能性があります。うまく行かなかった人は「糖質制限は自分には合わない」とか「やっぱり糖質を摂らなきゃダメなんだ」と理解して、もとの糖質たっぷりの食生活に戻ってしまうケースも決して少なくないでしょう。

しかしそれは、早まった、もったいない行動です。

人間のからだにとって、糖は基本的な栄養素であるため、血糖調節システムによって厳密にコントロールされています。過剰な糖質は体脂肪合成につながる以上、糖質制限は体脂肪を落とすことができるはずです。からだに悪い血糖値の急上昇（血糖値スパイク）や糖化による老化を防ぎ、将来の生活習慣病を防ぐことができます。

では、なぜ糖質制限をやると体調が悪くなる人が現れるのでしょうか。

それは、その人なりの「理由」があるからです。その個々の理由をはっきりさせ、対策を立てることが必要なのです。

それはどのようにすればよいのか。その説明の前に、なぜ糖質制限は糖尿病治療やダイエットに有効なのかということをきちんと押さえておきたいと思います。

糖は便利なエネルギー源だが……

私たちのからだは、通常エネルギー源として糖質と脂質の2系統を利用しています。糖質も脂質も人体のエネルギー源となります。ところが、からだの一つひとつの細胞でどのようにエネルギーに変わっていくのか、そのやり方が少し異なっています。見慣れない言葉が続きますが、もう少し説明してみましょう。

血液中のブドウ糖は細胞に取り込まれると、細胞から出ていかないようにグルコース-

6-リン酸という物質に変えられます。ここから、必要に応じてエネルギーをつくる反応（解糖系）、エネルギー源として貯める反応（グリコーゲン合成）、細胞を増やすためのＤＮＡなどの核酸をつくる反応（ペントースリン酸回路）などが始まります。

エネルギーをつくる反応としての解糖系は、細胞の大広間である細胞質という場所でたくさんの酵素、ビタミン、ミネラルを使って行われますが、私たちが空気中から呼吸で取り込んでいる酸素を使わずに行われ、次に続くミトコンドリアと呼ばれるエネルギー工場（細胞質に浮かんでいます）での酸素の力を使ったエネルギー生産に比べて１００倍速くつくられるとされます。

スポーツ時のエネルギー利用の割合の研究では、筋肉トレーニングのような無酸素運動から、１００ｍ走、フルマラソンや早歩きまでの運動では筋肉に貯めておいたグリコーゲンを解糖系に戻してつくられるエネルギーの割合が多くなっています。

ただしブドウ糖をエネルギーに変えるにしても、解糖系だけでは少しのエネルギー物質（ＡＴＰ）しかできません。細かい説明は省きますが、激しい運動のときは、解糖系でエネルギーをつくったあとにできるピルビン酸という物質を、乳酸（疲労時に蓄積するといわれてきた）に変える反応まで進むことで、もう少しエネルギーをつくれます。

それでも、酸素がないところではヒトのからだは10分ともたないということはご存じだと思いますが、解糖系だけでは私たちの生命活動に必要なエネルギーはまかなえません。

ここに、赤血球に乗って酸素が運ばれてきたら、エネルギー工場であるミトコンドリアの出番です。ピルビン酸はミトコンドリアに入り込んで、段階的にミトコンドリアの膜の上での化学エネルギーに変換され（クエン酸回路と電子伝達系と呼ばれます）、さらにそのエネルギーを使って細胞が利用できるＡＴＰというエネルギー物質がつくられます。この仕組みだと酸素の膨大なエネルギーを小出しに利用するため、解糖系の15倍のエネルギーをつくれます。筋トレや１００ｍ走のような息も絶え絶えになる運動でなければ、ミトコンドリアを使ってエネルギーをつくるほうが細胞の仕事ができるというわけです。

では脂肪はどうでしょう。

実は脂肪も、ミトコンドリアを使ってエネルギーに変えられますので大きなエネルギーをつくることができます。脂肪は安静時のほか、４㎞／ｈのウォーキングや１００㎞などのウルトラマラソン、24時間レースではメインのエネルギー源になっています。脂肪もたくさん溜まると重いですが、同じエネルギーをつくるのにブドウ糖の重量の半分以下で済みます。では、なぜ脂肪は余計に溜まってしまうのか。それは、すでに糖質によりつくられるエネルギーが余っているからなのです。

余った糖が寿命を縮める

エレベーターやリモコンのない暮らしが想像できない今の世の中、糖はからだに余ってしまいます。ご飯、パン、麺類、糖類などを摂りすぎると、こんなことが起こってきます。

食事で取り込んだ炭水化物は、小腸でブドウ糖などの単糖類に分解されて吸収されます。血液中に入った糖の約50％は門脈と呼ばれる肝臓に入る太い血管を通って肝臓に取り込まれ、残りは血液に混ざって全身をめぐります。血液中の糖は必要に応じて筋肉や脳のエネルギーとして使われたり、筋肉や肝臓に備蓄されているエネルギー（であるグリコーゲン＝ブドウ糖を網の目状につなげた保存型多糖類。筋肉に300g、肝臓に100g）として取り込まれたりします。そして、それでも余った糖は皮下脂肪や内臓脂肪として軽量化されて蓄えられます。体重がそう変わりなくても「脱いだらスゴイんです」となるのはこのためです。

さらに糖質が過剰に摂取された場合、余った糖は肝臓に蓄積され脂肪肝になります。またストレスも問題です。ストレスが持続すると副腎からコーチゾールというホルモンが分泌され、血糖は上昇し、内臓脂肪が蓄積しやすくなります。

霜降り牛も、相撲の関取（！）も、こうやって脂肪をからだにつけているわけですが、内臓脂肪が長期に居座ると、もともと脂肪細胞から分泌されている生理活性物質（アディポカイン）のバランスが悪くなり、悪玉アディポカインによって肝臓に炎症が起きたり、善玉アディポカインの分泌が低下することで血圧や血糖値を上げたり、動脈硬化を進行させます。

これが脳梗塞や心筋梗塞のリスクになるわけです。アディポカインのバランスの悪化はインスリンの効きを悪くして（インスリン抵抗性）、細胞が糖を十分取り込めなくなりエネルギー不足となります。

とくに脳はエネルギーを要求してインスリン分泌をますます促します。こうして血液中に大量のインスリンが分泌されるようになると、腎臓の塩分排泄機能を妨げたり、交感神経を刺激して血圧を上げたりします。

一方、脳のエネルギー不足は糖新生をもたらし、血糖値が高くなり糖尿病があらわになります。そのことがまた脳のインスリン抵抗性を強め、悪循環を加速するのです。これは認知症にもつながっていきます。

高濃度のインスリンは細胞の分裂増殖を促すので、不必要な細胞の自動的な（生理的）な死であるアポトーシスを起こしにくくします。つまり、ガンが発生しやすくなるのです。

このように内臓脂肪型肥満を起点にドミノ倒しのように次々に生活習慣病が起こってく

る仕組みを「メタボリックシンドローム」と呼びます。

糖に依存しない生き方もできる

血液中の糖は、血糖調節システムにより厳密に調整されています。食べものに含まれる糖質は、通常2時間以内に100％体内に吸収されます。そして、血液中に糖が足りなくなったとき、肝臓が糖新生という仕組みで血糖を送り出します。

ならば、血糖値が下がらなくて困っている糖尿病の人は、食事から糖を抜いてしまえばいいじゃないか。それが糖質制限食の発想です。

これまでの糖尿病食のように、「バランスのよい栄養」の名のもとに、糖がたっぷり含まれるご飯を食べ、果物を食べ、デザートまで食べていれば、いかに全体のカロリー制限をしても血糖値は下がりません。運動療法も行い、消費カロリーを上げて血糖値を下げることに成功したとしても、今度は空腹感をガマンする時間が続きます。

糖質制限食ならば、糖を含まない肉類、魚介類はいくらでも食べていいのです。むしろ筋肉量を減らさないために、また脂質代謝をスムーズにするために、肉類、魚介類などに含まれる良質のタンパク質、脂質、ビタミン、ミネラルは積極的にたくさん食べなければいけません。脂質とタンパク質なら満腹感も続きやすいですしね。

こうして糖を摂らない生活を続けていれば血糖値は絶対に上がらず、体脂肪をエネルギー消費するからだに変わっていき、健康的になるはずでした！　ところが、そうならない人も1／6くらいはいる、ということなのです。

飽食で運動不足が招いたメタボリックシンドローム

均一な内容にこだわる給食から、旅先からのおみやげ、テレビ番組のご当地グルメなどでもてはやされる食材は、残念ながら糖質がメインですね。糖質のエネルギーはダッシュや筋トレに向いてますので、筋肉をよく使う仕事の方以外は、どうしても飽食で運動不足となってしまいます。

ブドウ糖を保存型にしたグリコーゲンが、体内で主に筋肉に蓄えられている理由ですが、動物が敵に遭遇して、頭が真っ白になっても、瞬発力で逃げられるように、筋肉のグリコーゲンは優先的に補充されてきたものと考えられます。

世の中の過剰な糖質に対して、糖質制限を続けることで食後の高血糖が起こらなくなり、血液中に糖が少なくなるとどうなるでしょう？　血糖維持の目的では、筋肉のグリコーゲンではなく、肝臓のグリコーゲンが分解されて利用されます。筋肉のグリコーゲンは筋肉の運動エネルギーのためだけにしか利用されないのです。

断食を行った方のデータから、肝臓のグリコーゲンは完全に枯渇するまでに13時間かかるといわれます。断食や厳格な糖質制限、あるいはのちに述べる機能性低血糖症により頻繁に血液中のブドウ糖が足りなくなる場合、脳のグリア細胞をはじめ、赤血球、網膜、腎髄質など、エネルギー源としてブドウ糖を必要とする臓器が困りますから、血糖やグリコーゲンが完全になくなる前にブドウ糖をつくるシステムがからだに備わっています。これを糖新生と呼びます。

糖新生のうち10％は、前述した解糖系の最終段階の乳酸やピルビン酸、および脂肪に含まれるグリセロールを材料に行われますが、残りの90％は、筋肉・血液・肝臓などに蓄えられているアミノ酸を使って糖をつくる反応です。

それもなくなると、今度はアミノ酸の組み合わせでつくられている筋肉や骨などの体タンパクや、内臓タンパクを削って糖新生が行われます。したがって、タンパク質を十分摂らないで糖質制限を行うと、筋肉や骨や内臓がやせ衰えて体調をくずしてしまうのです。

安静にしていても基礎代謝によって脂肪燃焼が行えるからだをつくるには、それだけの筋肉を維持する必要があります。そのためには、糖質制限を行っても筋肉が減らないように、食事で十分なタンパク質を摂取していく必要があります。

肝臓に問題がなく、筋肉が十分にある人であれば、血糖値の乱高下を起こす過剰なでんぷん質を制限することで無理なく減量できるのです。糖質制限とともに、そのようなからだをつくることも同時に大切であるというわけです。

血糖値を下げること、体脂肪を落とすこと。この2つのことが必要な人は、いま日本の中高年にはたくさんいます。ほとんどの人がそうです。現代は飽食でありながら、昔の人に比べて圧倒的に運動不足（グリコーゲンを使わないから血糖から補充する必要がない＝糖が余る）だからです。ほとんどの現代人にとって、糖は体内で余っているわけです。

そういうわけで、糖質制限食は糖尿病の治療食としてだけでなく、一般的にも「メタボリックシンドロームの予防食」として広く浸透してきたのです。

やっぱり糖質制限はウソなの？

さて、ここで冒頭に戻ります。糖質制限は理論的には現代的な生活に合っているはずなのですが、始めてみるとなぜかうまくいかない、という人が出てきます。当初は私の外来でも、糖質の制限を強調して指導を行うと、2～3割くらいの患者さんが、いったんは体調不良を訴えていました。

このため、健康法として急速に普及した糖質制限食ですが、「やっぱり糖を食べなければダメだ」という、糖質制限反対派の声がいま再び高まってきています。雑誌などでも

「糖質制限のウソ」といった論調の記事がたくさん見られるようになってきました。

いったいどういうことなのでしょう。糖質制限がうまくいかない理由は、いったいどこにあるのでしょうか。

糖質制限を失敗する人の典型例、症状

まず、糖質制限をやってみてもうまくいかなかった人は、どのような体調の変化を訴えるのかに耳を傾けてみましょう。

ダイエットを主目的で始めた人は、「先生、糖質をガマンしてもいっこうに体重が減りませんよ」と言います。「体重は減ったけど肌荒れがひどくなった、肌がカサカサになった」と言う女性もいます。それから、糖質制限を始めて「なんだか一日中からだがだるい」とか「眠気が取れずボーッとしてしまう」とか「集中力が低下した」と言う人もいます。

じつは私自身も、最初に糖質制限を始めたとき、肌荒れがひどくなってアトピー性皮膚炎が再発してしまった経験があります。からだも、なんとなく鈍い感じでシャキッとしません。ですから私自身「糖質制限とひと口でいっても、そうそう簡単なものではないな」という印象からスタートしました。糖質制限による体調不良は、たしかにあります。

整理すると、糖質制限がうまくいかなかった人たちのトラブルは次の3点に集約できる

でしょう。

①減量がうまくいかない

②肌荒れ、アトピーの悪化、筋力の減少

③だるい、眠い、集中力の低下など

まず前提として、そもそもきちんとした糖質制限食を実践したかどうかというギワクがあります。糖質制限の「糖質」とはそもそも何なのかを理解していないために、甘いものはガマンしたけど穀類（ご飯、麺類、粉食類など）はかなり食べていた、という人も少なくありません。季節によって糖尿病が悪化するという人は、餅、柿、バナナを食べすぎているという事例を多々見かけます。

糖質制限にもレベルがありますが、きちんと実践できていれば、たとえ体重に変わりがなくても、レベルに応じて体脂肪は確実に落ちるからです。

②と③については、たしかに糖質はきちんと制限した（食べなかった）が、同時にほかの重要な栄養素が不足していた、ということが考えられます。もともといろいろな栄養素が不足しているなかで、糖質を切ったことで、その問題点が明らかになってくることもあります。

糖質制限、なぜ失敗するのかについて、次項でもう少し詳しく考えてみましょう。

糖質制限、なぜ失敗するのか――5つの問題

①そもそも糖質制限をやってはいけない人

前述してきたように、血糖値の維持のためには肝臓が重要です（データが改善しない場合、酒量が多いなあという方がおられます！）。

肝硬変の人は低血糖を招くおそれがあるので適用外です。また、難病指定されている**長鎖脂肪酸代謝異常症**は、年間10～50人の新患が発生しており、低血糖発作や高アンモニア血症発作をきたし、ライ症候群、乳児突然死症候群、インフルエンザ脳症と誤診されていることもありますが、糖質の代わりの脂肪酸をエネルギーにできないので適用外。

活動性膵炎は絶食が基本治療なので適応外ですが、慢性膵炎の人は低脂質食の必要はないので、消化酵素剤を併用しながら可能と考えられます。

腎機能障害については、糖質制限が広まった当初は適用外とする医師が多かったのですが、糖尿病性腎症の人も多く、腎機能がある程度保たれている場合は低糖質食に高タンパ

ク食あるいは高脂質食で治療する医師も少しずつ増えてきていますので、主治医や糖質制限に詳しい医師にご相談ください。

最後に、**インスリンや糖尿病治療薬を使用**されている人は、糖質制限食によって低血糖のおそれがあるので、医師の監督のもとで行ってください。

②自分に合った適切な糖質制限法（レベル）をしなかった〜低T3症候群について

糖質制限のやり方には、いくつかの段階があります。

糖尿病の患者さんに対して日本で初めて入院による糖質制限療法を行った江部康二医師（高雄病院）は、**①スーパー糖質制限食**（1食の糖質量を20g以内、1日の糖質量を30〜60g程度）、**②スタンダード糖質制限食**（1日の糖質量130g以内）、**③プチ糖質制限食**（夜だけ主食を抜く）の3つのレベルをあげています。

糖質制限はこの2〜3年で急速に広まっており、とくに夜だけ主食を抜く方法は、名前を知らなくてもやっている方が初診の患者さんでも増えてきました。

簡単で覚えやすい方法ですが、本人に合っているかどうかは、それまでの体内でのエネルギーの使われ方によって異なります。筋肉を使う人、使わない人、3食以上食べて元気な人や1日1食で元気な人、それぞれにエネルギーの使われ方が異なるのです。

まず誰がやっても安全で問題がないのは、**「順番を変えるだけ」ダイエット**です。なにしろ食事内容はそのままで、食べる順番を変えるだけですから、食事を作る人も困りません。詳しくは160ページで述べますが、私は少しアレンジを加えて、肉、魚、卵が1番、野菜が2番、最後に炭水化物を、8拍子×4小節でひと口30回以上噛むようにすすめています。

本格的に糖質制限を行う場合、からだに必要なだけのインスリンの作用を保つために、タンパク質脂質だけでは栄養素が足りないことがあります。たとえば、インスリンの自己分泌がない1型糖尿病の人は、極端な糖質制限が成功して、インスリンをどんどん少なくしてしまうと、インスリン作用不足による組織のエネルギー不足から糖尿病性網膜症や糖尿病性アシドーシスをきたしてしまいますので注意が必要です。

エネルギー不足の目安として血糖コントロール以外に数値として参考になるのが、急激な体重減少と、低T3症候群です。

糖質制限を行うと、筋グリコーゲン（貯蔵型のブドウ糖）の補充を優先するために肝グリコーゲンが減少し、脂肪組織から中性脂肪がエネルギーとしてまわされ、、脂肪が減ってきます。また、脳もケトン体を利用するようになり、血糖利用を控えるようになります。肝グリコーゲンが枯渇する前に、赤血球、網膜、腎髄質、脳などのどうしてもブドウ糖をエネルギーとして必要とする臓器を守るために、筋肉、血液、肝臓に蓄えられているアミノ酸（アミノ酸プール）や脂肪のグリセロール、運動中は乳酸も材料に、肝臓でブドウ糖の合成反応（糖新生）が起こります。

これはエネルギーを要する反応なので、それもかなわないとなると、低血糖症を起こしたり、肝臓そのものの活動エネルギーが不足して、タンパク質合成、脂肪酸や中性脂肪の分解と合成、コレステロールの合成と利用、胆汁の生成や解毒、アンモニアを無毒化する尿素合成などが滞り、糖質制限で不調をきたすことがあります。その最たるものが、肝臓で甲状腺ホルモンの活性化を抑制してからだを冬眠状態にしてしまう**低T3症候群**です。

甲状腺から分泌されるホルモンにはT4とT3の2種類があり、T4の量はT3の3倍あるものの、細胞内で働く活性型は主にT3で、肝臓と腎臓で活性型に変わります。

低T3症候群とは、糖質制限の有無に関わらず、エネルギー不足と、ストレス、過労、睡眠不足によるコーチゾール（抗ストレスホルモン）過剰（女性に多い）のため、代謝を抑えてエネルギー消費を減らしている状態をいいます。

症状としては甲状腺機能低下症と同じように、体温低下、脱力感、倦怠感、脱毛、皮膚の乾燥がありますが、甲状腺自体には異常がないので内科的にも見落とされがちです。

確認するには、通常の甲状腺ホルモン検査TSH、FT4（Fはフリー、タンパク質に結合せず細胞内に入ることができ生理活性を示す）に加えて、ＦＴ３検査を行います。データはＴＳＨ、ＦＴ４は正常範囲で、ＦＴ３だけ低値となります。Ｔ３が甲状腺ホルモンとして作用し、全身の各種細胞のタンパク質合成を促し、新陳代謝を活性化します。ほかに血液検査では、タンパク質の異化亢進、ＬＤＬコレステロールの上昇が見られます。

摂取エネルギー不足では、とくに糖質メインの生活から急激に糖質オフ生活にした場合に起こる可能性があります。「秋の味覚」の後に「冬眠」に入るわけです。対処法として、高タンパク・高脂質食継続で徐々に改善するという意見もありますが、まずはいったん糖質を摂ることをすすめます。１日１３０ｇまでの糖質は、いったん糖質制限し始めると多い気がしますが、立派なスタンダード糖質制限です。１日50ｇの糖質を保てば低Ｔ３症候群は起こらないとする研究があります。「リンゴ１個で医者いらず」再来か？（笑）。

マラソン雑誌で見かけた記事には、ウルトラマラソンを無補給で走る人がいましたが、一度極端な糖質制限で走力低下をきたし、「甲状腺ホルモンが活性化してない状態だった」とのこと。その後エネルギーの３割を糖質にするやり方に落ち着いたとのことです。私の知り合いは糖質制限を20年続けており、低糖質食材であるマヨネーズをランニング中に補給して（３日で１本なくなるそうです）何日も山中を駆け巡る人もいます。ただし糖尿病を発症している人や機能性低血糖症の人の糖質摂取に関しては注意が必要です。１回量を少なくする分食と、④に述べる食直後の運動で血糖値を上げない工夫が有効です。

一例をあげます。糖尿病歴23年、78歳の男性が血糖コントロール不良となり、インスリン注射をすすめられたものの、どうしても食事療法で乗り切りたいと当院を訪れました。Ｈｂ《ヘモグロビン》Ａ１ｃは10（%、以下単位省略します）。一度糖質制限を指導しましたが、理解されず、ご飯が大好きでＨｂＡ１ｃが13・７まで上がりました。２週間の入院中は血糖変動幅が少なくなりますが、外出して甘酒を飲んではまた血糖値を上げます。

退院後は果物はちょこちょこ食べるものの、ご飯は食べなくなり、食後血糖値が下がってきました。卵やチーズの摂取も増え、ＨｂＡ１ｃはひと月ごとに12・１から11・２と下がってきました。ところが、この方は不動産業の資格取得のために勉強されているとのことで、診察室でも居眠りをするようになり、職場でも居眠りをして示しがつかないと奥様から怒られています。来院時は食後４時間なのに血糖値が２６７でした。１週間前のＦＴ３が１・78と低値で、低Ｔ３症候群と診断、なんとか糖質を補わなければなりません。

そこで、最近読んだ崎谷博征医師の『糖尿病は〝砂糖〟で治す！』（鉱脈社刊）を思い出しました。糖質制限への大変な問題提起となっていますが、そのなかの「砂糖、とくに果糖でミトコンドリア機能が改善する」という部分を思い出し、休憩室にあったミカンを１個食べてもらい、30分散歩してもらいました。

ミカン1個で糖質量は10gですから、血糖値が10～30は上昇する可能性があったのですが、30分後の血糖値がなんと260に減少していました。しかもご本人は眠気が覚めて顔色もいいのです。血糖が下がったぶん、からだの細胞にエネルギーが補充されたわけです。眠くなったら少量の糖質を補って、散歩や階段昇降をするように指導、3週間後には空腹時血糖254、HbA1c10・6、FT3も2・42と、若干エネルギー収支が改善、薬の変更なども行って経過観察中です。

昭和40年から12年間米国留学で甲状腺外科を含む臨床研修を積まれた福岡の「病と健康のよろず相談所」木村専太郎クリニック院長によると、過去15年間に5人の低T3症候群患者に遭遇したとのことです。

私どものクリニックでは、FT3を測定した患者さん110名（うち糖質制限中101名）のうち実に70名（同65名）が最適値の3～4pg／mℓを下回っていました。ただし低T3症候群と診断できる自覚症状を伴った人は29名（同27名）でした。対象者には少量頻回の糖質摂取と食直後の運動をおすすめしています。TSHの軽度上昇と臨床症状を伴った甲状腺機能低下症に発展した方には、T3製剤とT4製剤を併用して治療にあたっています。

もう一つの、ストレスによる低T3症候群では、抗ストレスホルモンであるコーチゾールが多すぎるためT4からT3への変換が妨げられるだけでなく、コーチゾールをつくる副腎が疲労してしまって（副腎疲労症候群）コーチゾールがつくられなくなり、T4から非活性型のreverseT3に変換されることが起こっています。

太っていても筋肉量が少ない方は血糖乱高下が起こりやすく、副腎疲労を起こします。食事の注意だけでなく、過労やストレスを避け、睡眠不足を解消することが必要です。1日2時間は、人のことを考えない自分だけの時間を持ちましょう。

③タンパク質の摂取量が足りなかった、カミカミ30の重要性

糖質制限は血糖値を乱高下させる炭水化物を控える食事法ですが、カロリーの大部分を賄う炭水化物を減らすことでうっかりするとエネルギー不足が起こりやすくなります。

日本人は食文化としてご飯やパン、麺類といった炭水化物を「主食」として食べ、またコンビニや外食産業でも手軽にお腹を満たすものは炭水化物が大部分、タンパク質の摂取量が少ないので、ぜひとも肉、魚、卵、チーズなどに含まれるタンパク質を増やしてほしいものです。

運動習慣のある人に必要なタンパク質摂取量は、体重（kg）×1・2～2gとされています。運動だけでなく、ストレスに耐える脳をつくるにも、皮膚や髪、骨、胃腸などを丈夫にし、免疫力などを高めるためにも十分なタンパク質が必要です。

那覇市のこくらクリニック院長・渡辺信幸医師の推奨するMEC食は、肉200g、卵3個、チーズ120gを30回ずつよく噛んで食べて、そのあとは何を食べてもよいとする高タンパク高脂質食ですが、タンパク質量は約75gになるので、一つの目安になるかと思います。チーズやゆで卵は、小腹がすいたときのつまみにするといいと思います。

実は私、この30回噛むというのが当初は面倒で（笑）、噛む回数も数え間違えるので、ある時点から8拍子で4小節、好きな歌に合わせて噛むことを始めたところ、数え間違いもなく、その日の気分で曲も変えながら、楽しく噛み続けられるようになりました。

このことは案外大切で、肉や卵をしっかり食べてるのに、なかなかデータが改善しない方がおられ、尋ねると皆さん「あー、早食いです……」と告白されるのです。勤務の交代時間に、まわりに遠慮して急いでかき込んで食べるせいで、糖質を摂っていないのに血糖値スパイクが出ていた方がおられ、はたと気がつきました。噛む回数を増やすことで、唾液が増えるだけでなく、リズミカルであることで副交感神経が優位となり、ストレス軽減につながるだけでなく、消化吸収もよくなります。

アスリートの研究においては、タンパク質は1回で20～30gは吸収でき、3時間ごとに消化吸収できるとされているので、こまめな摂取がおすすめです。平昌《ピョンチャン》オリンピック前に靭帯損傷した羽生結弦選手もタンパク質重視の1日6回食で奇跡の復活を遂げました。

胃腸が弱く、お肉はそんなに食べられないという人は、プロテインやアミノ酸の併用が必要かもしれません。グルタミンというアミノ酸は、胃薬にも使われています。

④その他の微量栄養素の摂取量が足りなかった

糖質制限をしたおかげで、潜在的な栄養不足が浮き彫りになることがあります。その一つがタンパク質だ、というお話をしました。

タンパク質はからだから水分を除いた、約50％の重量を占め、からだを構成する37兆個の細胞、200種類以上の組織＝筋肉、骨、歯、内臓、皮膚、毛髪、血液の材料になるだけでなく、ホルモンや脳内の神経伝達物質、免疫抗体、胃腸では消化酵素、各細胞内で働く代謝酵素などの材料になります。その酵素が正しく働くために必要かつ酵素につながって働くものを補因子と呼び、とくにこれが有機物なら補酵素（コエンザイム）と呼びます。ビタミンは補酵素、ミネラルは補因子です。

糖質制限をすることで、糖質のエネルギーから脂質をエネルギー源とするようになり、これまでとは違った酵素が働くようになるので、それを助けるビタミンやミネラルが不足すると組織のエネルギー不足を起こし、疲れ、長時間立っていられない、うつ状態、睡眠障害、身長が伸びない、風邪をひきやすくなった、肌のトラブル、目の乾燥、髪が抜ける、爪が割れるといった症状が出ることがあります。とくに鉄、ビタミンB群不足はよく見られます。両者ともエネルギー代謝に欠かせない補因子であるため、多彩な症状をきたします。詳しくは第3章で述べます。

もともと食が細かった人は、糖質制限を行う前に、自分のからだにどのような栄養素が足りないのかを理解しておく必要があります。そして、糖質制限（食事から引くもの）と同時に、足りない栄養素をより多く食べること（食事に足すもの）を意識しなければなりません。詳しくは第2章以降で述べます。

⑤適度な運動ができなかった

糖質制限は、食後の高血糖を繰り返すことによるメタボリックシンドロームや機能性低血糖症を防ぐ目的で多くの人におすすめしているわけですが、そもそも血糖の最大の受け止め器官は筋肉です。運動に関しては、次の3つのことに気をつけてください。

まず、毎食後はからだを休めずにすぐに動くこと。朝昼晩毎食後に15分間歩くことは、1日1回45分間歩くよりも1日を通して血糖値が下がるという研究結果があります。イタリア人は消化促進のために、夕食後「パッセジャータ」と呼ばれる散歩でご近所付き合いをするのが習わしだそうです。

ただし、雨の日はおっくう、着ていく服がない（笑）など、散歩が続かない人も多いと思います。血糖値は食事開始から60分前後でピークに達しますので、食後高血糖を抑えるには食直後が勝負です。そこでダイニングでもできる体操をおすすめします。食後の体操でおすすめは、**フリパラツイスト**（『フリパラツイスト――30秒リンパひねりでみるみるやせる！』高橋義人／西園寺リリカ著・講談社刊）（45ページ参照）と、**体幹リセットダイエット**（『モデルが秘密にしたがる体幹リセットダイエット』佐久間健一著・サンマーク出版）です。ブドウ糖をしっかり使っている目安として、「凝《こ》る強さ」がコツです！

次に、筋トレなど強度の高い運動は10分以上行わないこと。

23ページで述べているように、運動強度が高い場合に筋肉はグリコーゲンを利用しますが、10分以上連続した高強度運動では、からだがストレスを感じて血糖値が上がり始めます。食後に10分以内でサクサクと筋トレして、あとは仕事に取り掛かりましょう。

最後に、姿勢を保つこと。猫背は頭痛、めまい、肩こりの原因ともなります（88ページのコラムで詳しく述べます）。立位では土踏まず、座位では会陰部（おしっこが出る部位あたり）に体重をかけると、姿勢を正す刺激になります。手を使わずに座る時間を延ばすことで、胸郭がリラックスしている時間が長くなり、酸素の取り込みが増して、脂肪が燃えやすいからだになります。

フリパラツイストのやり方

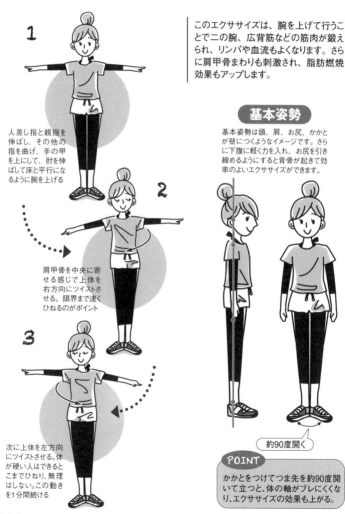

このエクササイズは、腕を上げて行うことで二の腕、広背筋などの筋肉が鍛えられ、リンパや血流もよくなります。さらに肩甲骨まわりも刺激され、脂肪燃焼効果もアップします。

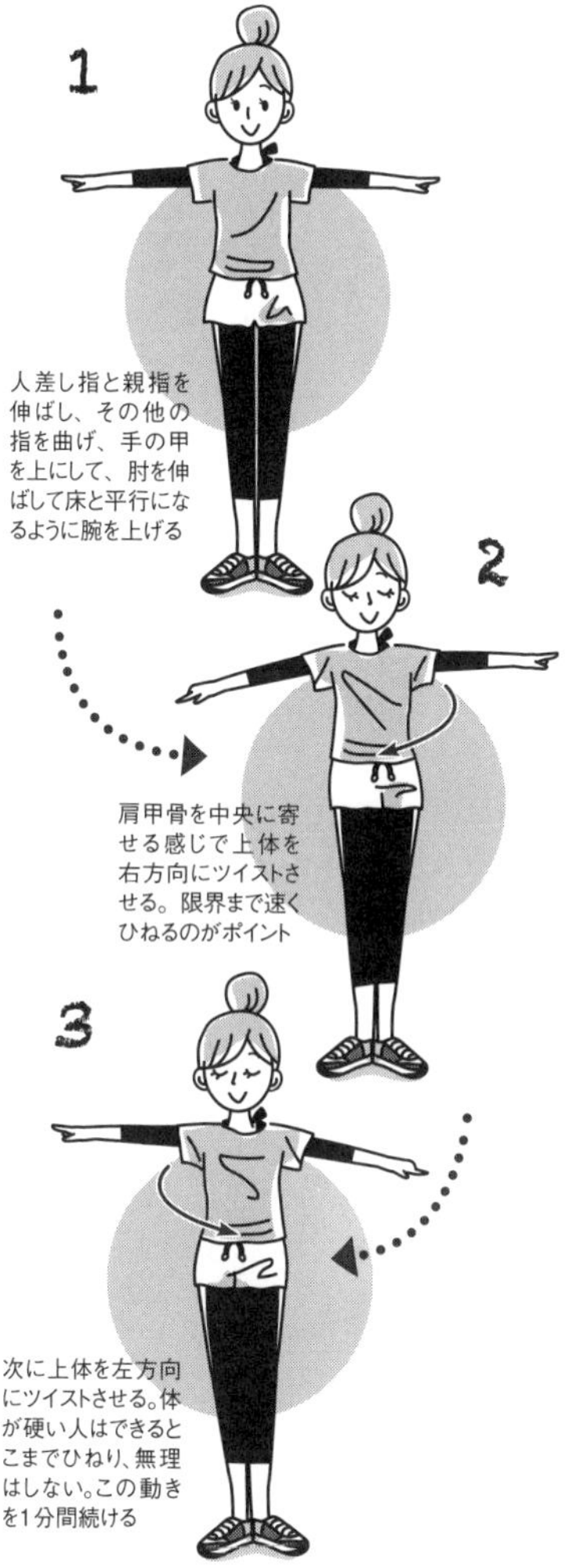
1
人差し指と親指を伸ばし、その他の指を曲げ、手の甲を上にして、肘を伸ばして床と平行になるように腕を上げる
2
肩甲骨を中央に寄せる感じで上体を右方向にツイストさせる。限界まで速くひねるのがポイント
3
次に上体を左方向にツイストさせる。体が硬い人はできるところまでひねり、無理はしない。この動きを1分間続ける

基本姿勢

基本姿勢は頭、肩、お尻、かかとが壁につくようなイメージです。さらに下腹に軽く力を入れ、お尻を引き締めるようにすると背骨が起きて効率のよいエクササイズができます。

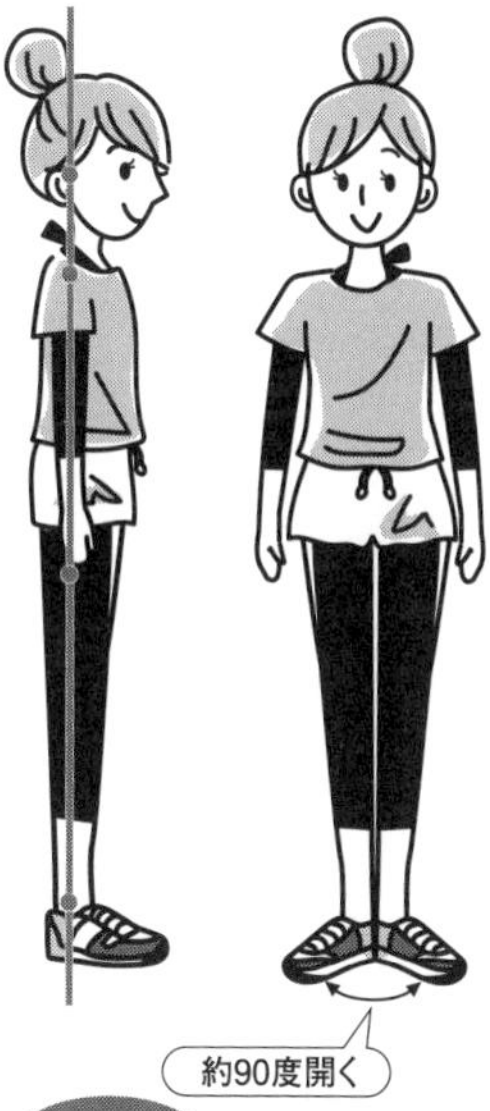
約90度開く

POINT

かかとをつけてつま先を約90度開いて立つと、体の軸がブレにくくなり、エクササイズの効果も上がる。

参考:『フリパラツイスト――30 秒リンパひねりでみるみるやせる!』高橋義人／西園寺リリカ著（講談社刊）

Column

食事内容や運動、ストレスと血糖変動の関係を見える化

「血糖値コントロールの補完機器」

低T3症候群などで糖質量を増やしたい人は、ぜひ運動を併用していただきたいのですが、血糖値の上昇が怖いという人におすすめなのが、アボット社の「フリースタイルリブレ」という製品です（写真）。これは上腕皮膚に貼り付けたセンサーを通して、皮下組織中のブドウ糖濃度を2週間測り続けてくれる便利な機器で、リーダーをかざすとその場でブドウ糖濃度を教えてくれますので、食材によるブドウ糖濃度上昇の違いや、夕方バテる人が低血糖症状を起こす前に糖質を補給するタイミング、ブドウ糖濃度が上がる前に筋トレや散歩でコントロールできることなどが理解できます。

グラフも表示されますし、8時間前までのデータを確認できますので寝てる間の低下や明け方の上昇もわかります。血糖とは異なるので解釈に注意が必要ですが、血液よりも組織のエネルギー状態を反映していると思われ、より自分のからだを理解する手助けになると思われます。

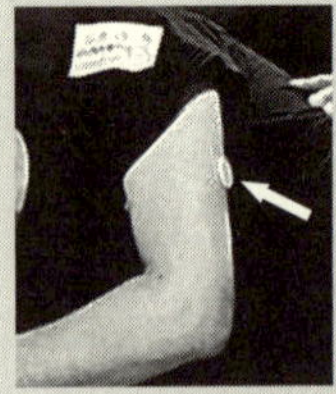

針状の極細フィラメントが真ん中に付いている500円玉大のセンサーを上腕に貼付する

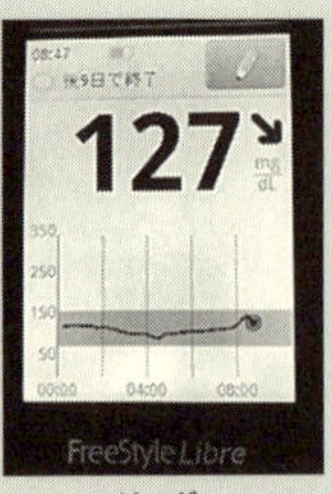

リーダー
（データ読み取り機）

第2章

「糖質制限＋オーソモレキュラー療法」とは何か

【症例】胃袋切除の手術を回避できた女性の話

肥満症＋糖尿病で膝の手術が必要とされた

２０１７年5月2日、看護師の加藤扶美子さん（仮名・41歳）は腰痛を訴えて当院の整形外科を受診しました。扶美子さんは１６３㎝、98㎏という体格だったためか、その２日前、職場の病院で「どっこいしょ」と座ったとたんに椅子が見事に壊れ、派手に尻餅をついてしまったそうです。それから腰痛が始まりました。

レントゲン検査で骨折が認められなかったので、腰痛ベルトをして帰宅しましたが、自宅で痛みはさらに強まり、翌日入院となりました。ＭＲＩで「第５腰椎圧迫骨折」と診断され、約１か月のリハビリののちに退院となりました。

ところが6月23日、今度は「膝が痛い」と来院しました。診断結果は「化膿性関節炎」でした。黄色ブドウ球菌などの細菌が膝関節に侵入して、炎症を起こしていたのです。

膿がたまった膝は腫れて丸くなり、かなり痛そうです。放置すれば関節に大きな障害を残してしまうので、すぐにでも関節内を洗浄する手術を行わなければいけません。

ところが、扶美子さんはこう言います。

「私、来週××病院に入院することになってます。胃の手術の予約が入ってるんです」

そこは肥満治療の先端医療を行う大きな病院で、扶美子さんはそちらで胃切除の手術を受けることになっている、と言うのです。

扶美子さんは血糖値が高く、その病院で糖尿病と肥満の治療を継続していました。しかし何をやってもうまくいかないので、内視鏡で胃を切り取る手術を受けることになっていたのです。

当院の堺研二先生は、膝の手術のエキスパートです。しかし、その手術は××病院でももちろん可能なものでした。

「それなら、そちらの整形外科で膝の手術も行ったほうがよいでしょう」

堺先生はそう言って紹介状を書き、扶美子さんに渡したのです。

数日後、××病院から堺先生のもとに電話がありました。いわく、「当院（××病院）は救急対応をしていないため緊急の手術はできない（手術の予約が入らない）、胃切除の手術は急ぐわけではないのでいったん延期してもかまいません。取り急ぎそちら（堺整形外科）で膝の手術をお願いしたい」と。

そういうわけで扶美子さんは再び当院に戻り、入院して膝の手術を受けることになりました。

糖質制限で減量、血糖値も正常範囲に

しかし、扶美子さんは糖尿病で血糖値が高い状態です。血糖値が高いと傷の治りが悪く、化膿しやすくなります。患部はもちろん、肺炎などの感染症のリスクも高まります。このため、糖尿病の人は外科的な手術の適応にはならないのです。

堺先生も、自身が糖質制限に目覚めて当院で患者さんに実践するようになるまでは、血糖値が高い患者さんには手術はできなかったそうです。

しかし、いまは糖質制限があります。扶美子さんは入院し、私の担当となって糖質制限をしっかりと行い、血糖値を下げました。糖質制限を行うと1〜2日で血糖値は下がります。こうして、扶美子さんは無事に膝の手術を行うことができたのです。

ところが、イイ話はこれで終わりではありません。

扶美子さんは膝の手術後、当院に2週間ほど入院していました。その間はもちろん、糖質制限食です。その意味と必要性については入院時に説明しましたし、本人もその効果（減量と血糖値低下）を入院期間中に目の当たりにしていますから、安心して入院生活を

送られたものと思います。

そのおかげもあったのか、入院時98kgだった体重は14kg減量して84kgに、過去1か月間の血糖値の平均値を示すヘモグロビンA1cは入院時7・1％だったのが5・7％に、それぞれ大幅に改善したのです。

胃袋切除のダイエット手術を回避できた

扶美子さんは元気に退院していきました。そして、その後××病院を受診すると、もう胃を切除する手術は必要ない、様子を見る、ということになりました。

そもそも胃を切除しなければダイエットができない、血糖値を下げられないというのは、それはたしかに究極の医療ではあると思いますが、私にはかなりおかしい発想に思えます。胃袋を切除すれば物理的に量を食べられなくなり、満腹感も得られやすくなるでしょう。そのため胃酸で活性化される酵素の働きが弱まり、タンパク質の消化が悪くなったり、内因子という成分が不足することでビタミンB_{12}（魚や肉、卵などに多い）の吸収が悪くなることが心配されます。

胃袋を切除などしなくても、栄養の問題を指摘して改善してもらうことでガンコ（？）な肥満も無理なくダイエットすることが可能です。それは血糖値についても同様なのです。

糖質制限食は、現在も血糖値の安定（糖尿病）や減量（肥満）に対するオーソドックスな治療にはなっていません。現代医療は、むしろ糖尿病や肥満の治療に苦戦しているといえるでしょう。これだけ即効性があり取り組みやすい糖質制限食という方法があるのに、それを知ってか知らずか、なぜほかの栄養不足が心配になる胃袋切除に踏み切るのか。栄養学の軽視といわざるをえません。

糖質制限は何のために行うのかを正しく理解しよう

糖質制限の意味を知っていることが大前提

糖質制限はいまやブームといってもいいほど、多くの人に実践されています。その理論に触れた人は、たとえ糖尿病でなくても、将来のメタボ予防のために、あるいは気になるお腹のぜい肉のために、毎日の食習慣から炭水化物（主食）を減らすようになった、そんな人が少なくありません。

これはもちろんよいことですが、第1章からここまでくり返し述べてきたように、本当は「ただ糖質だけを制限すればＯＫ」というわけではありません。

また、安易に厳しい糖質制限を行って体調を悪くする人が、簡単にあきらめてしまうのもよくありません。

「糖質制限」は、現代人が健康長寿を実践していくために必要で重要な知恵です。

「やっぱり糖質制限なんてダメ」とあきらめてしまう人は、糖質制限がどういうものか、それは何のために行うのか、なぜ現代人が（自分が）行うべきなのかということを、きちんと理解していないのだと思います。

私は「糖質制限」と「分子整合栄養医学（オーソモレキュラー療法）」を組み合わせた外来診療を行っていて、日々それぞれの意味を患者さんに時間をかけて説明しています。正しく、継続して糖質制限を行い、ご自身の健康に寄与してもらうためには、その知識がとても大切です。

しかし、糖質制限の意味も理解しないまま、糖質制限をしている人が少なくありません。まずは糖質制限とはなんなのか、なんのために行うのか、どういう意義があるのかということをもう一度復習し、みなさんと共有したいと思います。

食後の糖のゆくえとインスリンの働き

日本人にとって白米のご飯は、当たり前においしい主食です。そば、うどん、そうめん、冷や麦、ラーメン、スパゲテッィなどの麺類も、みんな大好きです。甘くておいしいケーキ、チョコレート、アイスクリームも、嫌いな人なんて少数派です。

そこにはみんな「糖」がたっぷり含まれています。それらを角砂糖に換算すると、ご飯1杯で角砂糖18個分、うどんなら20個分、ミートスパゲッティなら26個分の糖を食べることになります。**(図1参照)**

そんなおいしい「糖」が、なぜからだに悪いのでしょうか。

その理由は、糖尿病という病気が教えてくれています。糖尿病は、血液中の糖分量が多くなって起こる病気です。それがなぜ病気なのでしょうか。

糖質はからだに吸収され、エネルギーとして使われます。

食べものは歯で噛み砕き、胃でもみほぐし、口腔・胃・十二指腸・小腸で分泌されるいろいろな消化酵素によって分解され、小腸で栄養素に応じた経路から吸収されます。

続いて栄養素は門脈という小腸と肝臓をつなぐ血管を通り、肝臓にブドウ糖が運ばれていきます。肝臓は血糖値に応じて、運ばれてきたブドウ糖をそのまま血液に流すか、肝細

図1　各食品の糖質量（角砂糖換算）

※食品は1回の摂取量で算定し、角砂糖は3ｇで換算しました。

食品	糖質量	角砂糖
ご飯（150ｇ）	55.1ｇ	18個
おにぎり（サケ）（100ｇ）	36.9ｇ	12個
食パン（2枚）（120ｇ）	53.2ｇ	18個
かけうどん（250ｇ）	58.5ｇ	20個
かけそば（170ｇ）	47.3ｇ	16個
牛丼	110.8ｇ	37個
ノリ弁当	107.9ｇ	36個
チャーハン	76.6ｇ	26個
カレーライス	108.0ｇ	36個
ミートスパゲッティ	77.7ｇ	26個
ハンバーガー（108ｇ）	30.9ｇ	10個
フライドポテト（135ｇ）	48.8ｇ	16個
木綿豆腐（400ｇ）	4.8ｇ	2個
タマネギ（190ｇ）	13.7ｇ	5個
ダイコン（120ｇ）	2.9ｇ	1個
キャベツ（1枚）（80ｇ）	2.7ｇ	1個
ジャガイモ（110ｇ）	16.1ｇ	5個
バナナ（220ｇ）	28.2ｇ	9個
ブドウ（140ｇ）	18.1ｇ	6個
イチゴ（50ｇ）	3.5ｇ	1個
コーラ（200ml）	22.8ｇ	8個
乳酸菌飲料（65ｇ）	10.7ｇ	4個
ビール（200ml）	6.2ｇ	2個
日本酒（180ml）	8.1ｇ	3個

出典：『食品別糖質量ハンドブック：江部康二』（洋泉社）・『食品成分表2015』（女子栄養大学出版部）

胞に取り込んでエネルギーとして使用もしくはグリコーゲンとして蓄えるかという使い分けをします。血糖値の調節は、血糖を下げるインスリンというホルモン、血糖値を上げるグルカゴンやアドレナリン、コーチゾールの指示によって行われ、さらには脳の視床下部という自律神経の中枢からの指令により行われます。

インスリンは筋肉→肝臓→脂肪細胞の順に働きかけて血糖値を下げますが、2型糖尿病ではこのインスリン作用が障害されているために、肝臓へのブドウ糖の取り込みやグリコーゲン分解抑制、糖新生抑制が起こらず、血糖値が上昇していきます。さらに、インスリンはブドウ糖だけでなく、アミノ酸の細胞内への取り込みを促進し、タンパク質の合成や細胞の増殖を促すので、子どもの成長には不可欠なホルモンです。

適切な子どもの糖質制限では、高タンパク高脂質によって身長が伸びる子も多いですが、成長不全が疑われる場合は、FT3などを含めた血液検査による栄養状態の確認をおすすめします。

糖がなくなれば体脂肪を燃やせばいいのか？

現代の日本のように「飽食」といわれる状態、かつあらゆるものが便利になって人々がからだを動かさなくなった時代においては、菓子パン、カップ麺、おにぎり、ジュースの繰り返しでは糖の摂取が多すぎてしまいます。そのためにさまざまな健康を取り逃がし、結果として中高年や高齢になっても生き生きとその人らしい人生を元気に送ることができなくなる、そういう可能性が高くなっています。

では、飽食ではない「飢餓」の時代のエネルギー代謝はどうなっていたでしょうか。

3日も食べないでブドウ糖がすっかり足りなくなったり、脂肪酸のエネルギー利用が増えて、肝臓の細胞内にアセチルＣｏＡという物質が余ってくると、肝細胞内のエネルギー工場であるミトコンドリアでケトン体に変換され始めます。脳がこのケトン体を利用することで、ブドウ糖の必要量が減少します。脳は飢餓の1日目には120gのブドウ糖を必要としますが、3日目100g、40日目40gまでブドウ糖の必要量を減らすことで、糖新生に使われる筋肉の分解を抑えられます。飢餓初日に1日当たり75gだった筋肉の分解量を20gに減らすことができるとされています。

すなわちブドウ糖のニーズは1／3まで下がりますが、そのぶん脂質の増量が必要です。難治性てんかん治療に使われるケトン食（摂取エネルギーの60〜90％を脂肪で摂る）では、生クリームやバターとともに、ドレッシング代わりに食材にかけて食べられる中鎖脂肪酸オイル（ＭＣＴオイル）が重宝します。これはココナッツオイルから抽出される脂肪酸で、分子量がお肉の脂身などと比べて小さく、胃腸での消化吸収に優れ、カルニチンというアミノ酸を使わずにミトコンドリア内に取り込まれて即効性のエネルギー源となります。

タンパク質を摂らないと脳の栄養失調になる

糖質制限の外来をしていると、食事内容を尋ねるごとに、タンパク質食材をほとんど食べてない人にしばしば遭遇します。40ページで述べたとおり、糖質制限成功のカギとしても十分なタンパク質は必要ですが、認知症など脳の機能異常とタンパク質は深い関係があります。133ページのコラムをご覧ください。

脳細胞は、私たちの心の動きをコントロールしているさまざまな脳内物質をつくり、分泌しています。毎日毎日、1日のリズムで規則正しく生活できるのも、困難を乗り越えて頑張れるのも、興奮を抑えて理性を保つのも、それぞれの脳内物質がタイミングよく、バランスよく、脳内に分泌されているからです。これがくずれると、うつ病、パニック障害、神経症などのストレス性疾患が起こりやすくなってくるわけです。

このさまざまな脳内物質をつくるときに、脳細胞はタンパク質、さらに微量栄養素（ビタミンB群や鉄など）も使います。**（図2参照）**

糖質制限を行っているのにタンパク質が相対的に不足してくると、脳の栄養（アミノ酸）不足が起こり、精神的に不安定になることも考えられるわけです。イライラ、不安感、

図2　脳内神経伝達物質の生合成過程

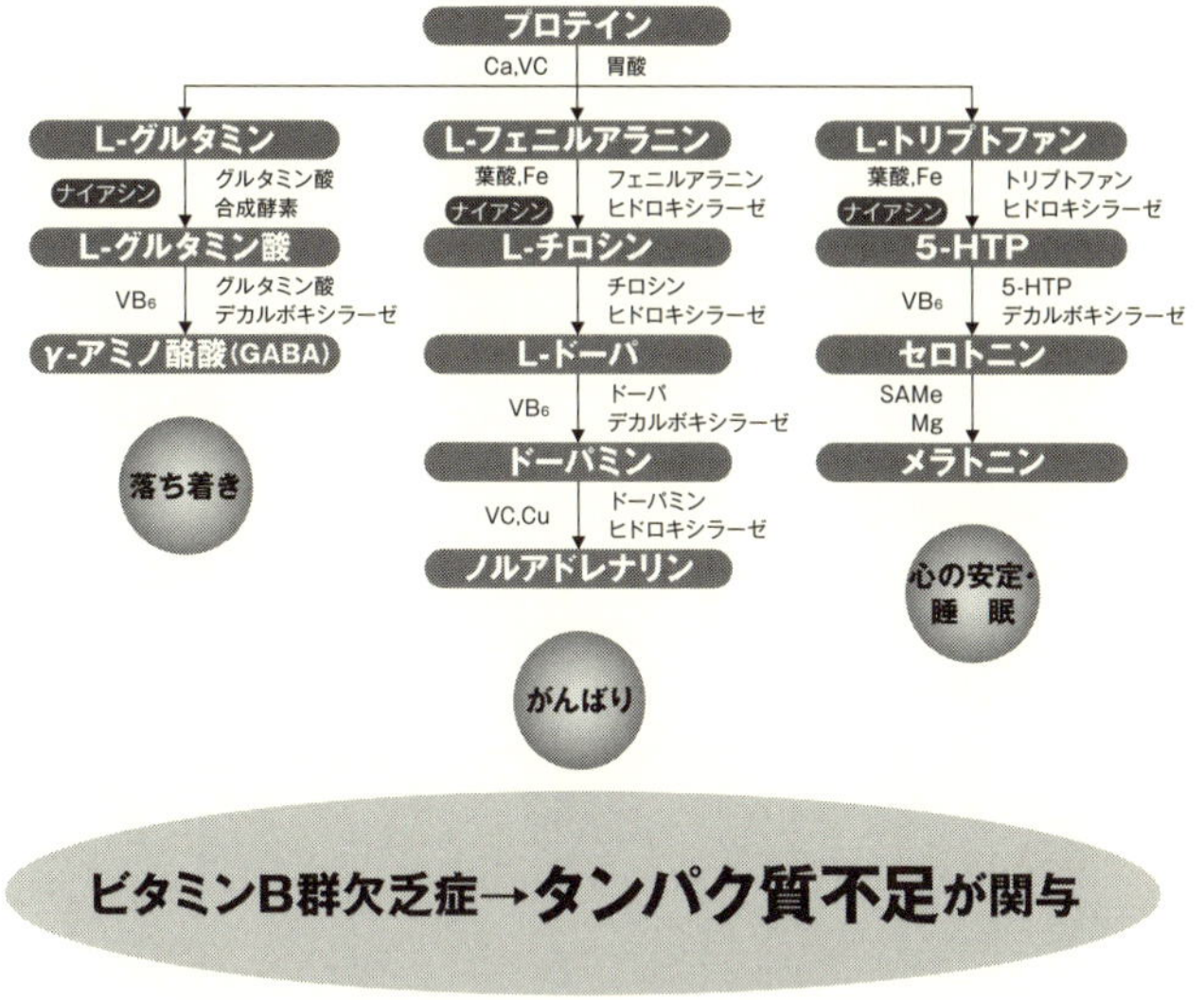

集中力の欠如などです。

　タンパク質不足に関して一般の健診ではさほど重要視されていませんが、オーソモレキュラー医学的に血液データを深読みすることで、タンパク質不足の人はたくさん見つかり、そこで問診を深めることで確定していくことができます。筋肉、骨、歯、胃腸、皮膚が弱い人は、脳に回すタンパク質が足りません。

　糖質制限の転ばぬ先の杖として、オーソモレキュラー医学的な栄養評価を併用して日々の診療にあたっています。

【症例】鎖骨骨折をきっかけに糖尿病が発覚した居酒屋店主

血糖値コントロールを行う整形外科は、なぜ重宝されるのか

糖質制限は、糖尿病の治療を行う内科の医師だけが勉強すればよい方法ではありません。私を含めた外科フィールドの医師にとっても、糖質制限はとても重要です。なぜなら、血糖値が高いと手術ができないからです。

糖尿病を診ているすべての先生方が糖質制限の価値を認め、治療に活用しているのであれば、血糖値の高い患者さんの手術を前にした外科医は安心してこう言えます。

「内科の先生を受診して、速やかに血糖値を下げてもらってください」

しかし実際には、糖質制限を指導してくれる医師はまれです。とくに糖尿病を専門的に診ている医師は、むしろ「そんなこと（糖質制限）やってはいかん」と患者さんを叱るほどです。だからこそ、糖尿病の患者さんはいくら通院しても血糖値が高いままで、そのまま整形外科にやって来るしかないのでしょう。

それなら自分でやる、そう言って血糖値の高い患者さんに対して糖質制限の治療を始めた整形外科医が、現在の私の上司である堺研二医師（堺整形外科医院）なのです。

鎖骨の骨折を治療したあとで来院

堺先生は、当院で糖尿病治療を視野に入れた「糖質制限を指導する外来」を始めました。それは画期的なことで、そのおかげで私も「糖質制限食＋オーソモレキュラー療法」といった栄養をベースとした総合的な外来、あるいは消毒をしない傷治療の方法（湿潤療法）など、自分のやりたい診療ができているわけです。

さて、堺先生が糖質制限の外来を行うようになると、あちこちの整形外科医院から糖尿病の患者さんが紹介されるようになりました。「このままでは当院では手術ができないから、堺整形でやってもらってください。堺先生ならすぐに血糖値を下げてくれるから」というわけです。

これから紹介する田中敏弘さん（仮名・48歳）も、整形外科医院からの紹介状を手にして来院しました。

田中さんは居酒屋の店主で、毎日かなりのお酒を飲む習慣がありました。そのとき酔っていたかどうかはわかりませんが、田中さんはあるとき、何かの拍子に転倒して鎖骨を骨折してしまいました。

すぐに受診した近所の整形外科医院では、手術が検討されました。しかし血糖値が高く、このままでは手術はできません。緊急性が高かったためインスリン注射で強制的に血糖値が下げられ、鎖骨の手術が行われたのでした。

自営業ゆえか、40代後半という年齢にも関わらず定期検診さえ受けていなかった田中さんは、自分がまさか糖尿病だとは夢にも思っていなかったようです。

これから服薬の日々が続くのか、やがては毎食前に自分で腹にインスリン注射を打つことになるのか、大きな不安を抱えることになりました。そのことを執刀医に相談したところ、整形外科医院でありながら血糖値コントロールの治療も行っている当院を紹介されたのです。

その整形外科医院にはたまたま当院で勤務していた看護師がいて、彼女が糖質制限のよさを教え、当院での受診をすすめてくれたようです。

肉食は太ると思っていた、そこが大間違いだった

田中さんが私の外来を受診したのは、2017年3月末でした。

血液検査を行うと、ヘモグロビンA1c（過去1か月の血糖値の平均的な状態を表す）

は8・0％（正常値は6・0％未満）、食後の血糖値は408でした。立派な糖尿病です。太りすぎということも、体重計に乗るまでもなくわかりました（身長173㎝、体重80kg）。

栄養的にはタンパク質と鉄分の不足があり、さらに脂肪肝の傾向が見られました。

私は田中さんに糖質制限の説明をして、「肉類はいくらでも食べてもいい、むしろ積極的に食べたほうがいい」と話しました。田中さんはもともとお酒飲みですから、「炭水化物や甘いものは食べちゃダメ、酒のつまみに肉類をどんどん食べなさい」という私のアドバイスに「喜んで実行します」と言っていました。

田中さんご自身も肥満を自覚していて、肉は太ると思って自粛していたようです。私が「それは大きな誤解です、太るのはご飯や麺類ですから、肉はイヤというほど食べてください」と言うと、笑顔で驚き、喜んで「了解です」とうなずきました。

ところが2週間後の再診のとき、驚いたことに体重が4kgも増えていました。

おそろく、不足していたタンパク質が補われて筋肉などが増えたのでしょう。糖質は抜いたので体脂肪は減っているはずですが、それ以上に筋肉や骨が増えたのです。

これは決して悪いことではなく、よい兆候です。むしろ糖質制限を始めて急激に体重が減る場合には、タンパク質や脂質の摂取が足りていない可能性があり、倦怠感や集中力の低下などの症状につながることもあります。とくに、あまり太っていない人、それまで食が細かったような人が糖質制限で体重がどんどん落ちていく場合には、注意しなければいけません。

薬をやめたが、血糖値は正常範囲内に

「糖質制限を始めて肉をばんばん食べるようになってから、体調がよくなりました」

これは、再診のときの田中さんの言葉です。血液検査の状態もよかったので、服用していた糖尿病の薬はやめました。

また脂肪肝を示していたデータも、2週間後には改善されていました。

田中さんは、アルコールの量は以前と変えていません。脂肪肝はアルコールも注意しなければいけませんが、日本人の場合はご飯や麺類などの炭水化物の摂りすぎが原因になっていることが多いのです（余った糖質が脂肪となって肝臓につく）。

田中さんはまた、「糖質制限を始めてから、ちょっとお酒に弱くなった気がする」とも言っていました。糖質制限を始めて糖代謝から脂質代謝に変わると、アルコール量が少なくなる人はときどきいます。

それでも田中さんはお酒が好きで習慣になっているので、飲み続けました。私は、アル

コール代謝のために消費されるビタミンB群をサプリメントで補給するように、アドバイスしました。

こうして初診時から約1か月後の5月1日の診察では、ヘモグロビンA1cが5・4％と正常範囲まで下がっていました。体重は85kg前後ですが、顔だけを見ると締まっていて、むしろ前より痩せたようにも見えます。無駄な体脂肪が削られた結果だと思います。そして1年後。体重は80kgに戻り、ヘモグロビンA1cは5・5％、脂質・肝機能データもすべて基準内となっています。

鎖骨の骨折から糖尿病だったことがわかり、将来的にも大きな不安を抱えていた田中さんでしたが、糖質制限によってすべての心配がなくなり、しかもお酒も飲んでよいということで、たいへん喜んでおられました。

【症例】鉄、亜鉛、ナイアシンの補給で月経困難症が改善

田中さんの奥さんもやって来た！

この田中敏弘さんの奥様、田中エリ子さん（仮名・41歳）が、ご主人の初診から3か月ほどあとから、一緒に来院して受診するようになりました。

エリ子さんは以前から生理痛や不正出血があり、寝起きが悪い、頭痛が多い、だるいなどの症状がありました。体調はずっとよくなかったようです。糖質制限（と肉食）で元気になったご主人はそんなエリ子さんを見かねて「お前も一緒に診てもらえ」とすすめ、次の通院のときに連れて来たのです。

エリ子さんは身長161㎝、体重52kgで、肥満はありません。血糖値も正常でした。しかし毎回の経血量が多いためか鉄の欠乏がひどく、いろいろな症状や体調の悪さは主にここから来ていると思われました。

エリ子さんも肉は嫌いではありませんでしたが、ご主人と同じように「肉は太る」とい

う潜在的な思いがあって食べすぎないようにしていました。また小食で、食事全体の量も少なかったようです。

私は再び「肉は太る」ということの誤解を解き、肉の赤みには吸収しやすい鉄分がたくさん含まれていること、ほかのミネラルやビタミンもたくさん含まれていること、血液の材料になるタンパク質もたくさん含まれていることなどを説明しました。さらにもちろん、糖質制限についてもじっくりと説明しました。そういうことはご主人から聞いていたようですが、やはり医師に言われないと実感がわかず実行できないようです。

月経不順で貧血の女性は、鉄とともに亜鉛の補給も

エリ子さんが以前から飲んでいた鉄分のサプリメントは継続をすすめました。ほかにデータ上、亜鉛、ビタミンD、ナイアシンの不足も疑われたので、これらについても「市販されている安いサプリメントでいいから」と、毎日補給するようにすすめました。

とくに、亜鉛不足は傷の治りを悪くさせます。月経というのは子宮内膜がはがれた傷からの出血ですから、傷の修復が長引けば月経も長引き、全体の出血量も増えます。当然、鉄分不足を加速してしまいます。月経困難症で鉄不足になっている女性は、鉄だけでなく、亜鉛も補給するとよいのです。

ただし、サプリメントで鉄と亜鉛を摂る場合、2種類を同時に飲むと腸での吸収率が悪くなるといわれています。鉄や亜鉛などのミネラルは、ごくごく小さなイオンの状態にしないとからだに吸収できません。鉄と亜鉛を同時に飲むと、その消化・吸収の力をお互いに奪い合ってしまうので、全体の吸収率が下がってしまうのです。

鉄と亜鉛のサプリメントは5時間は空けて飲むように、おすすめしました。

糖質制限と不足栄養素の補給で夫婦円満

2回目の受診で、エリ子さんは糖質制限、肉食、サプリメント補給を順調に遂行していると言っていました。しかし……

「主人と一緒に鉄板焼きで肉を食べるようにしているんですけど、ワタシあまりたくさん食べられないので、よーく焼いて、カリカリにして食べてます」

そう言ってニッコリ笑うのです。

私は「あーそれはあまりよくないですね～」と、次のように説明しました。

「肉を食べる大事な理由の一つはタンパク質の摂取なんですけど、たしかに加熱は生肉よりタンパク質の消化吸収がよくなります。ただし焼きすぎるとビタミンやミネラルが多く失われるといわれます。せっかく頑張って食べるなら、せいぜいミディアムくらいで食べたほうがいいんですよ」

エリ子さんは「へ～、そうなんですか」と驚いた顔をされていましたが、「いいこと聞いた、お父さんにも教えてやろう」と、またニコッとしました。

生理痛、体調不良、鉄不足などの問題は少しずつ改善していき、7月には生理痛の薬を飲まなくても大丈夫になりました。寝起きがよくなり、日中の活動も元気になったと喜んでいました。8月には鉄のサプリメントをさらに増やすように（1日おきに2錠を毎日2錠に）アドバイスしました。

9月には、以前は生理中以外にもあった不正出血がなくなった、と言っていました。血液検査における鉄、亜鉛、ビタミンDなどの数値は確実によくなりました。生理になっても症状は軽く、生理であることを忘れてしまうほどだそうです。

おもしろいことに、このころからご夫婦の仲も、以前よりよくなったようでした。以前は、ご夫婦で一緒に診察室にいるときに、奥さんは旦那さんにギスギスした感じで言葉を投げつけるようなこともありました。しかし最近はお2人とも表情が穏やかで、そのようなことはなくなり、とても仲よさそうにされています。

タンパク質や微量栄養素の不足は、精神的なことにも大きく影響するのです。

患者さんが「考えて食べる」ようになる

エリ子さんは症状がよくなっても定期的に受診し、現在もその時々の体調管理のアドバイスなどを受けておられます。

たとえば、11月ごろに腸が痛くなったことがあり、念のためにサプリメントの服用を一時的にやめたことがありました。すると以前のように寝起きがきつくなったそうです。

また、ときどき蕁麻疹《じんましん》が出ることがあるということでしたが、市販のサプリメントのカプセルに原因がある可能性もあるので、「サプリメントの商品を変えて様子を見てください」とアドバイスしました。

このようにして定期的な受診のたびに「分子整合栄養学（オーソモレキュラー療法）」をベースとしたお話をしていくと、患者さんは自然に食べるべきものを自分で上手に選べるようになり、それが生活に定着します。そうなれば、マスコミで騒がれる健康情報のブームに流されることもなく、自分の健康を自分で維持していけるようになるのです。

分子整合栄養医学（オーソモレキュラー療法）とは何か

積極的な病気治療のための栄養医学

分子整合栄養医学というと何やら難しそうなので、これからは「オーソモレキュラー療法」と呼ぶことにします。

まあ、これも読みにくいカタカナで恐縮なのですが、その意味と目的はシンプルです。カンタンにいえば「栄養によって病気に強いからだ、健康で快適な暮らしができるからだをつくっていこう」ということです。

それは一般的な従来の栄養学と違うのかといえば、もちろん違います。

これまでの栄養学は、量的に多く摂る必要があるとされる3大栄養素（炭水化物、タンパク質、脂肪）の必要量を考え、それをバランスよく十分に摂ったうえで、ビタミン、ミネラル群も一定の必要量を定めて十分な摂取をすすめます。1日に必要なカロリーを計算し、それに合わせて右に述べたような必要十分な条件を考慮して献立を考える、というわけです。

オーソモレキュラー療法はもっと積極的に、さまざまな栄養素（とくにビタミンやミネラルなどの微量栄養素）が体内のミクロ（分子）の世界で果たしている役割（補酵素・補因子）を参考に、血液データを臨床的に「深読み」します。そのうえで個々の病気ごとに治療的な効果を期待して、あるいは年齢を重ねても強くて健康的なからだを維持できるように、どのような栄養がどのくらい必要なのか、その「食べ方」を患者さんごとに指導するというものです。

オーソモレキュラー療法でおすすめするさまざまな栄養素の必要量は、従来の栄養学の一般的な推奨量からかけ離れていることが珍しくありません。したがって、それまで主治医から「データはすべて基準値内です」と説明されていた人も、オーソモレキュラー療法では「データから鉄不足、タンパク質不足がうかがえます。またビタミンB群も不足気味で、食べものの見直しに加えて、サプリメントでこのくらい摂ったほうがいいかもしれません」と言われます。

このようにして、めまい、疲れやすさ、慢性腰痛といった捉えどころのない悩みから、糖尿病などの生活習慣病まで、栄養素の過不足を調査していくことが、そのまま病気予防になり、健康長寿にもつながる——。

そういうことを目指す医療がオーソモレキュラー療法であると考えていただければいいと思います。

健康常識だけではなく「テーラーメイド」の対策を

オーソモレキュラー療法も、食事が基本です。

私が外来で、患者さんに糖質制限とともに血液検査の深読みからオーソモレキュラー療法もあわせて行っている理由は、糖質制限を行うなかで不都合となる栄養不足が、オーソモレキュラー療法の評価法から、個々にはっきりと見えてくるからです。

その栄養素を補うことで患者さんの不調は改善され、糖質制限が成功していきます。

糖質制限をきちんとした治療にするために、また実効的で価値ある予防法にするために、どうしてもオーソモレキュラー療法の視点は欠かせません。それは十把一絡げの標語でブームをつくることではなく、体質、生活習慣、食べものの好き嫌い、食事の傾向、ストレスの度合いなど、一人ひとりそのときどきで異なるさまざまな状況に応じて、臨機応変に判断されるアドバイスです。

糖質制限は多くの人にとって利用価値の高い健康法、治療法ですが、「糖はからだに毒だから食べてはいけない」と標語のように理解してしまうとかえって健康トラブルにつながりかねません。標語になってしまうと、一人ひとりの細胞レベルではどのようなことが起こっているのかなど関係なくなってしまうからです。

糖質制限が普及しつつある今こそ、オーソモレキュラー療法をベースに、さまざまに異なる患者さんの状況に応じた食事内容の調整、ビタミン・ミネラルの摂り方などの戦略を考え、糖質制限をふくめた「テーラーメイド」の指導・治療を外来で行っていくことが重要と考えているのです。

基準値だけではわからない血液検査、結果の深読み

私とオーソモレキュラー療法（92ページ）との出会いは、2014年、鳥栖市保育会の主催する勉強会に、近隣のクリニックの医師からお誘いを受けたことでした。演者の溝口徹先生についてはまったく知らなかったのですが、日曜日の昼にもかかわらず130人の定員は満員で、保護者や保育士の関心の高さがうかがえました。

一般向けの午前中の会で私は、保育園児のなんと4割が学習障害であるという恐ろしい事実を知りました。その理由が、ジュースやおやつなど、糖質を過剰に摂ることによる機能性低血糖症、ビタミンB群・鉄・タンパク質不足によるものだというのです。なるほど最近のおやつ事情や子育て事情からはさもありなんという内容でした。

昼食を挟んで午後からは、医師向けの講習会です。こちらは医療が必要なレベルの症例について、臨床症状の変化と血液データの変化を比較しながら、血液データの深読み法について学びました。

病院で行われる血液検査は、それぞれの検査項目について基準値が記されています。これは、基準値の範囲内であれば心配ないという意味ですが、オーソモレキュラー療法では、その基準値内での微妙な数値の変化を重要視して、栄養や代謝に関する情報を読み取ります。

この方法は、２００３年に溝口医師が内科系医学誌に紹介して以来、多方面に応用されていますが、残念ながら医学部ではまったく習わない方法です。詳しくは溝口先生の最新著書である『最強の栄養療法「オーソモレキュラー」入門』（光文社新書）に詳しく書かれています。

その後何度か溝口先生の講義を受け、現在私は76ページのようなカットオフ値を自分なりに設定して、健康診断でよく利用される血液検査の範囲内でも主な栄養素の過不足を類推するよう心がけています。**（図3参照）**

項目数	基準値	成績	
総蛋白	6.7〜8.3	6.8	g/dl
アルブミン	4.0〜5.0	4.4	g/dl
A／G比	1.00〜2.14	1.83	
蛋白分画 アルブミン	58.1〜70.1		%
α1グロブリン	1.8〜3.2		%
α2グロブリン	6.9〜11.3		%
βグロブリン	6.4〜10.2		%
γグロブリン	11.6〜21.4		%
A／G比	1.37〜2.30		
総ビリルビン	0.3〜1.2	0.4	mg/dl
直接ビリルビン	0〜0.4	0.1	mg/dl
尿素窒素	8.0〜22.0	9.1	mg/dl
クレアチニン	M0.61〜1.04 F0.47〜0.79	0.54	mg/dl
推算GFR			ml/min
尿酸	M3.6〜7.0 F2.3〜7.0	3.2	mg/dl
Na	138〜146	141	mmol/dl
K	3.6〜4.9	4.6	mmol/dl
Cl	99〜108	104	mmol/dl
Ca	8.7〜10.3	9.4	mg/dl
IP	2.5〜4.7	4.2	mg/dl
血清鉄	M51〜198 F45〜167		μg/dl
TIBC	M241〜401 F254〜394		μg/dl
UIBC	M126〜294 F147〜299		μg/dl
総コレステロール	128〜219	160	mg/dl
HDLコレステロール	40〜96	72	mg/dl
中性脂肪	30〜149	88	mg/dl
LDLコレステロール	65〜139	70	mg/dl
リン脂質	150〜250		mg/dl
チモール	4.0以下		U
クンケル	4〜12		U
AST (GOT)	13〜33	22	U/L
ALT (GPT)	6〜30	12	U/L
ALP (アルフォス)	115〜359	1218	U/L
LAP	36〜74		U/L
LDH	119〜229	212	U/L
γ-GTP	10〜47	11	U/L
コリンエステラーゼ	214〜466	330	U/L
CK (CPK)	M62〜287 F45〜163	101	U/L
アミラーゼ	42〜132	105	U/L
血糖 (グルコース)	69〜109	80	mg/dl
HbA1c (NGSP)	4.6〜6.2		%
グリコアルブミン	12.3〜16.5		%
RF定量	15以下		IU/ml
CRP	(-) 0.30以下	(　)	mg/dl
ASO	239以下		IU/ml
白血球数	3500〜9800	7300	/μL
赤血球数	M427〜570 F376〜500	451	万/μL
Hb	M13.5〜17.6 F11.3〜15.2	13.4	g/dl
Ht	M39.8〜51.8 F33.4〜44.9	39.7	%
MCV	M82.7〜101.6 F79.0〜100.0	88.0	fL
MCH	M28.0〜34.6 F26.3〜34.3	29.7	pg
MCHC	M31.6〜36.6 F30.7〜36.6	33.8	%
血小板数	13.0〜36.9	27.7	万/μL
網状赤血球数	2〜27		‰
白血球分類 Neut	42〜70		%
St	2〜7		%
Seg	40〜63		%
Eo	0〜5		%
Mo	3〜11		%
Ly	22〜46		%
Ba	0〜1		%
Erybl			/200ケ中
異型Ly			%
フェリチン	30〜310	50.4	ng/ml

図3　検査データの深読み法

（当院専用、各データの解釈はあくまで例であり、
本人の年齢、性別、病態により変化します）

①タンパク質不足（筋肉、骨、皮膚、メンタルに必要）

総蛋白	<	7.0
アルブミン	<	4.5
尿素窒素	<	18
AST	<	18
ALT	<	18
γ-GTP	<	18
コリンエステラーゼ	<	300
CK	<	100

②動物性脂肪不足（脳神経、細胞膜、ホルモンの材料）

総コレステロール	<	180
HDLコレステロール	<	80

③カロリー不足（早食い、まとめ食い）

中性脂肪	<	50

④ビタミンB群不足（≒糖質過剰。疲れやすさ）

AST	>	ALT（主にB_6）
LDH	<	180（B_3=ナイアシン）
MCV	>	100（B_{12}、葉酸）

⑤脂肪肝（糖質過剰、発熱しやすい、カゼをひきやすい）

AST	<	ALT
コリンエステラーゼ	>	450

⑥亜鉛不足（肉を食べない、お腹を壊しやすい）

ALP	<	180

⑦鉄不足（筋肉痛、疲労、メンタル、皮膚、骨）

MCV	<	95
フェリチン	<	100

**データを深読みすると、
基準値内の数値から欠乏している
栄養素が見えてくる**

【症例】1型糖尿病だが、自己判断で糖質制限をスタート

日本人の発症原因は遺伝的なインスリン分泌能力の低下

金沢知宏さん（仮名・44歳）は1型糖尿病で、インスリン注射を欠かせない日課でした。ここで1型糖尿病と2型糖尿病について少し復習しておきましょう。

中高年になって発病しやすくなる一般的な糖尿病は、2型糖尿病です。血糖値を下げ、栄養素をからだに取り込むホルモンであるインスリンの作用不足で発症しますが、この要因には、食事に合わせたインスリンの分泌量の調整の不具合（インスリン分泌能低下）と、インスリンは出ているのに、その効きが悪くなること（インスリン抵抗性）の2つがあります。

肥満などの要因によりインスリンの効きが悪くなるインスリン抵抗性は欧米の糖尿病の主な原因とされ、痩せ型の糖尿病も見られる日本人やアジア人では、発症は食べすぎ、運動不足、肥満、加齢、ストレスなどの環境因子が関わるとはいえ、主な原因は遺伝的な膵

臓のインスリン分泌能力の低下とされます。

2型糖尿病体質の人では当初、食後高血糖のみが見られます。このとき、膵臓のβ《ベータ》細胞は、自らにムチを打って血中インスリン濃度を高く保ちます（筋肉、肝臓のインスリン抵抗性が高い状態、臓器によってはインスリン作用過剰が起こり、肥満や高血圧をきたす）。過剰な糖質を控えてβ細胞に優しく、高インスリン血症の害を避けようというのが糖質制限です。この段階ではインスリン注射は不要であり、「インスリン非依存型糖尿病」と呼ばれます。

その後β細胞が疲れてきて、インスリン追加分泌が低下してくると、徐々に空腹時血糖の上昇が始まります。ここで膵臓の疲れを取り、自己分泌能を改善させるためにインスリンが使用されることもあります。10年以上の経過でβ細胞が衰えたり、感染症や外科手術などでインスリン需要が増した場合には、インスリン注射が必要なこともあります。

一方、1型糖尿病は、最初から膵臓にトラブル（インスリンを分泌するβ細胞の破壊）が起こっていてインスリンの分泌自体ができてない状態です。食後、高血糖の状態になっても血液中にインスリンが出てこないので、血糖値は下がりません。インスリンの注射がないと困る「インスリン依存型糖尿病」なのです。

金沢さんは、12単位のインスリン注射を毎食前と寝る前に、1日に4回行っていました。

そんなあるとき「糖質制限」という方法を知り、自分なりに炭水化物を減らした食事療法を行ってみたのです。結果は上々でした。

血液検査で糖質制限の効果を確認したい

金沢さんが糖質制限を始めたのは、２０１６年1月でした。するとヘモグロビンＡ１ｃの値は改善し始め、３月には投与するインスリン量を１／３まで減らしても６・０％を維持していたのです。

また、金沢さんはもともと少し肥満気味でしたが、体重もこの2か月で５kgほど減りました。糖質制限の効果を確信してさらに継続すると、体重は8月には10kg減となりました。これは20代のころと同じ体重で、驚いたそうです。

体調もとてもよく、以前はよく口内炎になって治るまで時間がかかったのに、糖質制限をするようになってすぐに治るようになりました。糖質制限で肉をたくさん食べてもお酒を飲んでも、数値が悪くなることはありませんでした。

しかし主治医は、その結果が糖質制限のおかげなのかどうか、はっきりとは言ってくれません。ヘモグロビンＡ１ｃの改善についても「体重が落ちたからでしょうね」と言うだけでした。たしかに、金沢さんの改善の理由を科学的にはっきりと明らかにすることは困難かもしれません。

それでも糖質制限にハマった金沢さんは、その効果をデータで確認したいという気持ちがつのってきました。このまま続けていいのか、続けたほうがいいのか、自分でも判断できなかったということもあったそうです。糖質制限も含めて、病院からのアドバイスが欲しかったのです。

こうして金沢さんは翌年2月、当院の「糖質制限クリニック」を受診しました。

当初クレアチニンが高かったが、問題なし

診察室で金沢さんは「糖質制限をやって体調がよくなった。インスリンも減ったし、本当に糖質制限をしてよかったと思う」と言いました。私もそれまでの経過をうかがって、とくに問題はないだろうと思っていました。ただし、体重がかなり落ちているので、食べ方によっては筋肉の減少やエネルギー不足などが潜在的に起こっているかもしれない、とは思っていました。

しかし血液検査の深読みを行っても、金沢さんのデータは糖質制限による大きな問題は確認できませんでした。ご自身の判断で食事から炭水化物を抜き、糖質制限を実行して、それだけでここまでよくなった可能性は大きいといえるでしょう。

ただし、金沢さんのデータで一つだけ、気になるところがありました。それは腎臓機能を示す血中クレアチニン濃度が1・05と高かったのです（男性基準値0・61〜1・04）。

クレアチニンというのは、筋肉を動かすときに必要となるアミノ酸、クレアチンの代謝物質です。尿酸や尿素窒素と同じで、筋肉を動かしたときに老廃物として残ります。老廃物ですから、体内で発生したクレアチニンは血液に乗って腎臓に運ばれ、濾過され、尿として排出されます。したがって、腎機能が低下すれば血中クレアチニン濃度も高まります。また、筋肉量が多い人ほどクレアチニンも高くなります。女性は男性よりも筋肉量が少ないので、基準値は0・47〜0・79とされています。

糖尿病の患者さんは合併症として腎機能の低下が心配されますが、金沢さんはやはり腎機能の程度を示す尿素窒素などの結果は正常でした。糖質制限でタンパク質を十分に摂った結果としてクレアチニン値が高い可能性もあるので、しばらく様子を見ました。するとクレアチニン値は、10月には0・94、翌2018年1月には0・85と下がったので安心しました。

金沢さんは現在も現在もインスリン量を1／3に減らしたまま定期的に血液検査を受け、データをチェックしています。金沢さん自身は、1型糖尿病ながら、出張先などでも外食を楽しみながら、元気に快適に糖質制限の生活を続けられておられます。

【症例】膝の手術をきっかけに始めた糖尿病治療が大成功

膝痛の患者さんは、手術の前にまず「減量」を

当院はそもそも整形外科医院で、整形外科医である堺研二先生は膝の手術の権威です。膝が痛い患者さんは、体重が重すぎることが少なくありません。長年にわたって体重の負担を受け続けた結果、中高年になって変形性膝関節症による膝の痛みを起こす患者さんは、とてもたくさんいます。

堺先生は膝の手術の権威ですが、手術をしたほうがよい患者さんに対しても、もし肥満があればまずはダイエットをすすめます。

それは堺先生が糖質制限に目覚めるずっと以前からそうでした。

しかし、多くの人が経験しているように、ただカロリー制限をしても、リンゴしか食べないようなおかしな方法をとっても、ダイエットは決して成功しません。たとえ成功しても、すぐにリバウンドしてしまいます。

その点、糖質制限という食事療法は、条件が整えば確実に減量できます。減量できれば、膝の痛みも自然に治ることが少なくありません。整形外科医の間では、「膝の痛みは手術よりダイエットのほうが効果ある」とさえ言われているそうです。それでも食べ方というのはその人の人生そのもので、そのスタイルを変えてもらうことはなかなか難しいものです。お腹が空くというより、気持ちが満たされるかどうかも大切です。

糖質制限は、ご飯や麺類やパンをガマンできれば、肉をお腹いっぱい食べてよいのですから、もともとなんでもたくさん食べられる方ならほぼ成功します。糖質を断った弊害（倦怠感、集中力の低下、皮膚疾患など）が現れても、いったん糖質制限を緩めるという選択肢も含めて的確な栄養補給によって症状は改善してうまくいきます。多くの方が糖質制限で減量できるのです。

整形外科医である堺先生が糖質制限に魅力を感じたのは、このような意味もあったからでした。確実なダイエット法は、すばらしい膝痛の治療法だったのです。

実際、やってみると効果は絶大でした。当院での手術の予約はだいたい2週間先になりますが、その間にダイエットが必要な患者さんが堺先生のすすめに従って糖質制限を行っていると、減量が成功して、いよいよ手術が近くなってきたころには「もう膝は痛くありません」となります。それで「そうですか、それなら取り急ぎ手術することもありませんね」ということで、予約した手術がキャンセルになる患者さんも何名かいるそうです。

膝の治療をきっかけに糖尿病治療、全身治療へ

膝痛の患者さんには太っている人が多く、糖尿病を抱えていることも少なくありません。糖尿病があると傷の治りが悪くなって感染症を起こす可能性が高いため、手術はできません。そこで整形外科的な手術でも事前に必ず血糖値を計りますが、そこで糖尿病が発見されることもあります。また、もともと糖尿病があって肥満もある人が、膝が痛いといって受診する例もたくさんあります。

いずれも、膝のために糖質制限を行うと、肥満解消とともに血糖値も安定するのです。糖質制限による糖尿病の患者さんの減量効果と血糖値を下げる効果はかなり確実で、症例はたくさんありますが、そのなかからお一人紹介することにしましょう。

川口晶子さん（仮名・59歳）は、乳酸菌飲料の販売員の仕事をされています。

２０１６年12月に膝痛を訴えて来院しました。

堺先生は手術が必要という判断をしましたが、とりあえず糖質制限で様子を見ることにしました。肥満があり、糖尿病の治療中でもあったからです。私が担当になりました。

晶子さんの体重は、２か月あまりで10kgほど減少しました。しかし、膝の痛みは治まり

ません。というわけで、２０１７年3月初めに膝の手術（ＨＴＯ＝高位脛骨骨切り術）が行われました。血糖値は、糖質制限のおかげで安定していました。

晶子さんは手術後2週間で退院し、ほかの療養型の病院に転院しました。退院時の体重は66kg、初診時より11kgも減っていました。

転院後の4月、晶子さんはあらためて糖尿病治療の継続のために当院を受診しました。血液検査を行うと血中インスリン量は以前より少なくなっていて、これはＯＫです。しかし、タンパク質、ビタミンＤ、鉄、亜鉛などが不足していました。

「膝のリハビリでからだを動かしているのですから、うちの病院食を思い出して、もう少しタンパク質の摂取量を増やしましょう。それから、骨や筋肉の修理に必要なビタミンＤも不足していました。ビタミンＤの材料はコレステロールですから、コレステロールの多い卵をもっと積極的に食べていいですよ。目標は、1日3個以上です（笑）。それに1日15分以上、日光に当たるといいですよ。それから、亜鉛の不足も疑われます。疲れやすいのはそのせいかもしれません。肉、卵、チーズ、納豆など高タンパク食材に含まれますが、サプリメントでも手軽に摂れます。コンビニやドラッグストアで売っていますので、試しやすいと思います」

私は、そんなふうにアドバイスしました。

患者さんの生活に密着する、きめこまかな診療が必要

1か月間の平均的な血糖値の状態を示すヘモグロビンA1c値は、手術前の2月28日が6・4%、4月24日が6・1%、10月19日が5・9%と、着実によくなっています。

しかし、そんななかでも糖質制限を継続する気持ちがときどき揺らぐことがあります。5月末に来院したとき、晶子さんは「4月に行われた会社の検診で総コレステロールが312と高いことが指摘され、受診するように指示されたので来ました」と言います。

「糖質制限はきちんと行っていますよね。え？　ちょっと食べちゃうことも？　ああそうですか（笑）、おそらく脂質が足りないので、からだが反応してコレステロールをつくっているのだと思います。1日に卵は3個、肉はよく噛んでたくさん食べる、そして糖質制限を続けてください。心配ありません。会社のほうには『糖質制限指導中』として報告書を送付しておきます」

晶子さんはアイスが好きで、箱ごと食べるほどでした。それはさすがにやめたようですが、やはりガマンできず単品のアイスを夕食後に食べていました。

私はこうアドバイスしました。

「おいしいからね、仕方ないのですが、少なくとも夜はやめましょう。『ハーゲンダッツ』

は高いですが、バニラ味は糖質量が20ｇで乳脂肪分が高く、アイスクリームのなかではおすすめできます。あるいは砂糖不使用で1個あたりの糖質量を10ｇ以下に抑えたアイス（SUNAO）というものもありますから、そういうものも試してみるといいと思います」

晶子さんはそれ以降、アイスの量を減らしてくれました。8月の総コレステロール値は275㎎／dℓに下がり、経過観察中です。

糖質制限というのは、その患者さんのリアルな生活のなかで行われるものです。これを指導するには、その内容をしっかりと具体的に聞いていかなければなりません。手間がかかる診療ではありますが、これをやっていかないと糖質制限はうまくいかないケースもあります。

糖質制限の診療では、患者さんと密接な対話を心がけながらさまざまなことに注意を払うという、きわめて丁寧な対応が求められるのです。

きめ細かく説明し、指導していくことで、患者さんの健康へのモチベーションが上がりますし、糖質制限もがんばって続けてもらえます。そして、不足した微量栄養素を補給することによって、本人も思いもよらない効果が現れてくることもあります。そういった報告を外来で聞かせていただけるのが、私自身の何よりの楽しみになっています。

Column

頭痛、めまい、肩こり、みんな同時に治ってしまうこともある

脳神経外科医は「頭痛外来」も行います。くも膜下出血、脳出血、髄膜炎、脳腫瘍など、脳の急性疾患の二次的な症状として起こる怖い頭痛もあるからです。私も脳神経外科の外来で、たくさんの頭痛患者さんを診てきました。そのほとんどは猫背・肩こりから起こる緊張性の頭痛か、それを治すために血管が拡張して起こる片頭痛、つまり心配ないものです。危険な頭痛は、私の経験ではおそらく2~3%と思います。

危険な頭痛の特徴としては、いままで経験したこともないほどの激しい頭痛が急に起こったとか（くも膜下出血の疑い）、顔や腕のマヒや言葉の障害を伴っている場合です（脳梗塞・脳出血の疑い）。もう少し慢性的なものとしては、横になっていると嘔気《おうき》（吐き気）や頭痛がひどく、起き上がるとスッキリするような場合には脳腫瘍なども考えられます。

もちろん、病気であっても典型的な症状ではない患者さんもおられます。病気であれば、MRIやMRAの検査によってはっきり診断できるのですから、もやもやと心配されている人は一度受診されるとよいと思います。

今まで検査結果を見て、ほとんどの人に「安心してください」とお伝えしてきました。しかしながら、安心していただくだけでは頭痛の仕組みを説明したことにも、治すことにもなっていません。

そこで私は現代医学から離れて代替医療などの勉強もして、結局は外来の患者さんに対して姿勢（猫背）矯正の指導を行ったりします。座り方のアドバイス一つで慢性的な頭痛や肩こりがよくなると、患者さんから喜ばれ、私も嬉しくなります。（図4参照）

あるいは、頭痛とともにめまいを心配する患者さんも多いのですが、私自身も経験した「心配のないめまい」（頭性めまい。脳が正常で目と首がこっているために起こる）についても、頭をヘッドレストにつける、指で頭を支える、あるいはテレビでやっていた、一点にしっかりピントを合わせて凝視する方法などをお伝えしています。はて、自分は何科の医師だったっけナ……と苦笑することもありますが、これが医師としての私の生きる道なのです。

図4　頭痛に効果的な「丹田座り」

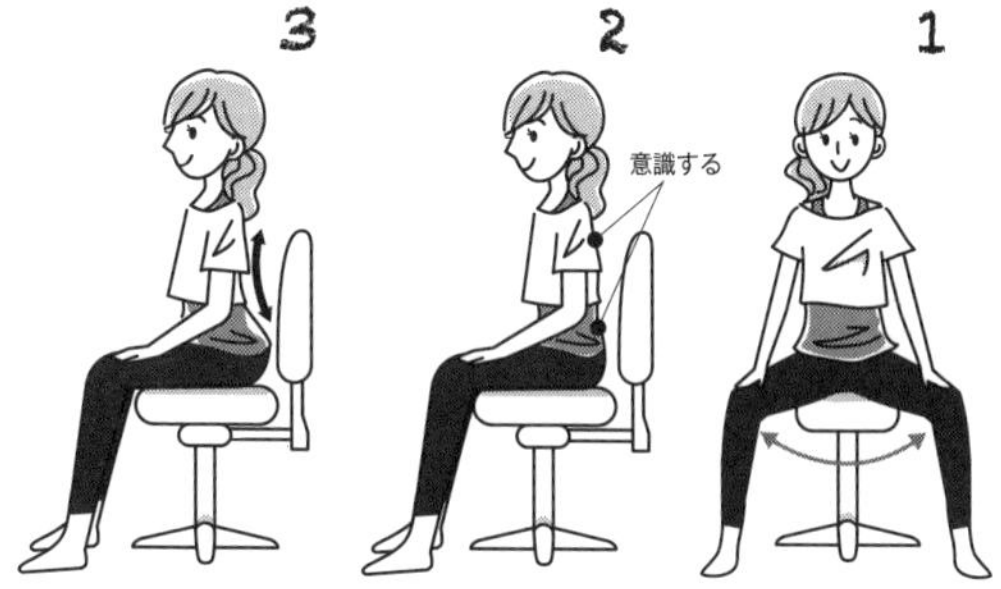

①足を大きく開いて椅子に座る
椅子に深く座り、できるだけ大きく足を開き、背筋を伸ばす。

②「猫背」と「反り腰」を意識する

③腰を反らし、ゆっくりと元に戻す
思い切り腰を反らす。その状態から少しずつ腰の反りを戻す。徐々に背中の筋肉の緊張が解け、自然に下腹部に力が入るところを感じるので、そこで止める。この状態をキープしたまま足を閉じてもOK。

第3章

いま自分のからだに「何が必要なのか」を知り、補給すべし

37 兆個もある細胞の元気・健康はすべて「栄養」から

精神疾患の治療法として発展した栄養療法、オーソモレキュラー療法

オーソモレキュラー療法の始まりは、1950年代にさかのぼります。

カナダの生化学者で精神科医でもあるエイブラム・ホッファー博士は、からだに現れる症状を分子レベルで研究していました。

統合失調症の治療について薬物療法や精神分析だけでは難しいと考えたホッファー博士は、脳細胞の活動に影響している栄養について研究を進めました。そして1952年、ナイアシン（ビタミンB_3）の投与が統合失調症に有効であることを明らかにしたのです。ホッファー博士は、ガン患者などに見られる抑うつ傾向についてもB_3・B_6およびビタミンCの大量投与で改善することを明らかにしています。

病理から治療法を探っていくのが現代医学ですから、当時の医学は当然、このような栄養療法を正面から認めるわけがありません。唯一、大きな支持を寄せたのが、1954年

にノーベル化学賞を受賞したライナス・ポーリング博士でした（1962年には核実験の反対運動が評価されてノーベル平和賞も受賞）。

ホッファー博士の著作を読んだポーリング博士は、かねてから考えていたビタミンの知られざる重要性について確信しました。そしてビタミンの大量投与を行う「分子矯正医学」を提唱したのです。これが発展して現在の「オーソモレキュラー療法」になっています。

時代は下りますが、日本でこのアイデアを臨床的に応用できるように研究を進めたのが、溝口徹先生でした。溝口先生は2000年から一般診療にオーソモレキュラー療法を取り入れはじめ、治療が困難な疾患に対する栄養療法を実践しました。その結果、多くの改善症例を経験されたのです。2003年には、日本初の栄養療法専門クリニック『新宿溝口クリニック』を開設し、現在も臨床医への啓発活動を続けておられます。私自身の外来の診療も、溝口先生の「健診データの深読み法」をベースに行っています。

いままでの医療とは異なるアプローチ

オーソモレキュラー療法は、医学のメインストリームにはなっていません。このような治療を行う医師や病院は、医学会からは基本的に異端の目で見られています。それは、医学が使う「薬」とオーソモレキュラー療法が使う「サプリメント」（栄養）に大きな違いがあるからです。

薬は、病気の原因を排除したり、症状を改善するために製薬会社がつくり、その効果が科学的に証明され認められたものです。科学的根拠にもとづく治療（ＥＢＭ）を行うのが医者であるという立場を強く持っている現代医学では、認可された薬による薬物療法こそスタンダードの治療となります。

しかし、オーソモレキュラー療法の基本には、「薬では治らないことがある」という考え方があります。それは、生命（健康）を維持していくために、体内のたくさんの細胞によって複雑に行われている「生化学的な活動」をリスペクトする考え方です。

つまり、薬で治らないのであれば、個々の患者さんの細胞がきちんと本来の活動が行えるための必要十分な栄養が足りているかどうかを考え、欠乏している栄養を明らかにして、それを患者さんに摂取させよう、というわけです。それは薬ではなく、サプリメント（栄養）です。

サプリメントは栄養剤ですから、特定の病気治療を目的としてつくられたものではありません。しかし薬でなくても、栄養素の不足を補い、あるいはバランスを整えることによって、からだの生命活動は本来の力を取り戻します。それによって、なんとなく体調が悪いといった不定愁訴（医学が治療できない症状）がなくなり、病気を治す力が強くなっていきます。専門的にいえば、ホメオスタシスの強化です。わかりやすくいえば、自然治癒力が上がって病気や症状に克てるからだになる、ということです。

これがオーソモレキュラー療法の目的なのです。

必要な栄養素を細胞に十分に供給し、生命全体の物質的な状況をよりよいものにすることによって病気を治していく、あるいは健康にしていく（病気を予防していく）ことは、特定の病気治療や症状改善を意図してつくられた薬にはできません。

このように、オーソモレキュラー療法は一般的な医療とはそもそもアプローチが大きく異なっているのです。

生活のなかで老化とともに気づかないうちに発生し、やがて治りにくい慢性病として現れてくる「生活習慣病」の治療・予防には、オーソモレキュラー療法はとても重要であると考えています。それは糖質制限も同様です。

病院経営としては苦しい「オーソモレキュラー療法＋糖質制限」

オーソモレキュラー療法が普及しない理由の一つとして、「（薬ではなく）サプリメントの使用」ということがあげられると思います。

サプリメントは医薬品ではなく健康食品と同じですから、質も値段も千差万別です。なかには、驚くほど高額なサプリメントが病気治療の最終手段のように売られていることもあります。

たとえば、ビタミンCの大量投与を点滴で行う医療機関もありますが（もちろん保険はきかず自由診療です）、1回に数万円もかかるところが珍しくありません。ビタミンCの原価はとても安いので、経営的にはとても効率的でしょう。

からだと心にキズを負って来院される患者さんのなかには、金銭問題を抱えている人もおられます。なんとか無理のない範囲で治療ができないか、と考える医師は、私だけではないでしょう。サプリメントを販売することを目的にオーソモレキュラー療法をやっているとは思われたくない。だから価値ある療法かもしれないけど足を突っ込まない、そう考える医師はたくさんおられると思います。

いま私が勤務するクリニックでは、ビタミン、ミネラル、あるいはプロテインなどのサプリメントは販売していません。私は必要な患者さんにはサプリメントの利用を強くすすめますが、「病院の隣にドラッグストアがあるので、そこでとりあえず安いのを購入して試してみたらどうでしょう」と言います。

しかも、オーソモレキュラー療法を外来で実践するには、患者さんの話をよく聞いて食生活などを十分に理解し、またこちらからは不足している栄養素やその意味をしっかり伝えて理解してもらわなければいけません。

したがって、診療には時間がかかりますが、その割に保険点数は獲得できません。これは、糖質制限の診療・指導についてもまったく同様です。

病院の経営サイドとしては「そんなものは頼むからやめてくれ」ということになるのが当然なのです。おかげさまで私は、現在の職場にたどりつきました（笑）。

私が現在の病院で私の行いたい診療ができているのは、病院の相談役でもある堺研二医師に「赤字でもいいからぜひやってくれ」と言っていただいているからなのです。

堺先生は「当院でそれができているのは土台の整形外科でしっかりと健全な病院経営ができているから。だから糖質制限で持ち出しが大きくなってもつぶれずに済んでいる」と言います。

糖質制限やオーソモレキュラー療法が普及しにくいのは、このような面も少なからず影響しているものと思われます。

＊

オーソモレキュラー療法の紹介はこれくらいにして、一般的に日本人のほとんどが不足している栄養素、つまり意識して補給しなければならない栄養素は何か、それはどういうものなのか、少し細かく見ていくことにしましょう。

タンパク質の摂取量を真剣に見直そう

ほとんどの人がタンパク質不足

不足している栄養素として私が最も強調したいのは、タンパク質です。私の外来でタンパク質が足りている人は、おそらく100人いたら1人か2人です。ほとんどが「隠れタンパク質不足」です。

隠れタンパク質不足は、たとえば血液検査で出てくる肝機能の数値からもうかがえます。AST（以前はGOTと呼ばれた）は13~33、ALT（同GPT）は6~30が基準値とされ、「その最低値より低くても心配ない」とされています。

このASTとALTは、アミノ基転移酵素といって、アミノ酸をエネルギーや糖新生（低血糖に反応して肝臓でブドウ糖をつくる）に利用するための酵素ですから、その活性が低いということは、材料となるタンパク質が少ないか、酵素の働きを補うビタミンB群が不足していることを示します。

診察では76ページにある複数の血液データと日頃の食事、体格によって総合判断します。ALTが8といったひと桁の場合でも、「肝機能は正常です」といわれますが、立派な「タンパク質不足」が隠れています。

女性はホルモンの関係でやや低い傾向がありますが、男性、女性を問わず「みんなタンパク質不足」といってもいいほどです。糖質制限によって不調を訴える人も、タンパク質が足りてないから不調になっていることが少なくありません。

日本人の食習慣は、どうしても主食にご飯があって、肉類などのタンパク質はおかずのほうに含まれています。肉ばかりずっと食べる習慣がないので、糖質制限を始めて意識してお肉を食べようとしても、驚くほど食べられない人が少なくありません。食が細い人は、タンパク質が消化できずにタンパク質不足になります（消化酵素もタンパク質！）。

私は外来で、食物アレルギーがなければ、卵は毎日3個、肉や魚介類は食べられるだけ食べて、乳製品（チーズやヨーグルト）も積極的に摂るようにすすめています。それでもデータや自覚症状の改善が得られない場合は、消化を助ける薬を処方したり、プロテインパウダー（タンパク質のサプリメント）で補うようにアドバイスします。消化の弱い方は、1回5gを1日3回から始めて、お腹と相談しながら適量を見つけましょう。

プロテインもムリなら、だし汁を利用してタンパク質不足を解消

あなたは、毎日の食事からどれくらいのタンパク質を摂れば十分だと思いますか?

従来の一般的な栄養学が推奨しているのは、自分の体重(kg)×1~1・2(g)です。体重60kgの人なら60~72gになります。

厚生労働省が定める基準も同様で、1日に必要な摂取タンパク質の量は18歳以上の男性で60g、女性で50gとされています。**(図5参照)**

しかし実際には、これではとても足りてるとはいえません。

アスリートの研究データからは体重の1・2~2倍のタンパク質がすすめられています。胃腸の消化能力や肝臓・腎臓の処理能力が許すなら、私はだいたい体重の1・5~2倍を推奨しています。

60kgの人なら、1日に90~120gです。肉体労働者、スポーツ愛好家、あるいはなんらかの疾患などの高いニーズがある人は100gくらいを目安にしないといけません。もちろん10代の成長期なら、さらにたくさんのタンパク質が必要です。

しかし、1日100gのタンパク質を食事で摂るのは、そう簡単ではありません。

実は、日本人になじみのある「だし汁」や、豚骨スープ、鶏ガラスープなどは、タンパ

図5　タンパク質の食事摂取基準

（推定平均必要量、推奨量、目安量：g/日、目標量（中央値）：%エネルギー）

性別	男性				女性			
年齢等	推定平均必要量	推奨量	目安量	目標量1（中央値2）	推定平均必要量	推奨量	目安量	目標量1（中央値2）
0〜5（月）*	—	—	10	—	—	—	10	—
6〜8（月）*	—	—	15	—	—	—	15	—
9〜11（月）*	—	—	25	—	—	—	25	—
1〜2（歳）	15	20	—	13〜20（16.5）	15	20	—	13〜20（16.5）
3〜5（歳）	20	25	—	13〜20（16.5）	20	25	—	13〜20（16.5）
6〜7（歳）	25	35	—	13〜20（16.5）	25	30	—	13〜20（16.5）
8〜9（歳）	35	40	—	13〜20（16.5）	30	40	—	13〜20（16.5）
10〜11（歳）	40	50	—	13〜20（16.5）	40	50	—	13〜20（16.5）
12〜14（歳）	50	60	—	13〜20（16.5）	45	55	—	13〜20（16.5）
15〜17（歳）	50	65	—	13〜20（16.5）	45	55	—	13〜20（16.5）
18〜29（歳）	50	60	—	13〜20（16.5）	40	50	—	13〜20（16.5）
30〜49（歳）	50	60	—	13〜20（16.5）	40	50	—	13〜20（16.5）
50〜69（歳）	50	60	—	13〜20（16.5）	40	50	—	13〜20（16.5）
70以上（歳）	50	60	—	13〜20（16.5）	40	50	—	13〜20（16.5）
妊婦（付加量）								
初期					+0	+0		
中期					+5	+10	—	—
後期					+20	+25		
授乳婦（付加量）					+15	+20	—	—

＊乳児の目安量は、母乳栄養児の値である。
1. 範囲については、おおむねの値を示したものである。
2. 中央値は、範囲の中央値を示したものであり、最も望ましい値を示すものではない。

参考：「日本人の食事摂取基準（2015 年版）」（厚生労働省）

ク質を分解した形のアミノ酸を豊富に含んでいるので、胃腸の弱い方にもおすすめです。

ただし、だしパックなどに含まれる「調味料（アミノ酸等）」と記載されるグルタミン酸ナトリウム（MSG）は、頭痛、顔面紅潮、からだのしびれをもたらす場合がありますので注意しましょう。

プロテインスコアの高い食品を重要視する

「タンパク質は十分な量を摂らなければいけないが、質も大切だ」

これは正しい情報です。

つまり、ヒトが体内で合成できない必須アミノ酸のすべてを十分に含んでいるものが最も質のよいタンパク質です。わかりやすくいえば「野菜よりも肉を重視して食べましょう」ということになります。

野菜・豆類・穀物・果物に含まれる植物性タンパク質は、動物性タンパク質に比べ、必須アミノ酸の含有内容（プロテインスコア）と含有量、消化時間の面で劣ります。プロテインスコアというのは、すべての必須アミノ酸がいかにまんべんなく十分に含まれているかを評価した値です。点数の高いものを食べていれば、不足した必須アミノ酸によりそのタンパク質の栄養価が損なわれる（アミノ酸インバランス）ことなく利用できます。

たとえば、卵のプロテインスコアは１００点満点で、豚肉は90点、牛乳は74点、納豆は55点、食パンは44点です。**（図6参照）**

納豆、パン、うどんなどのプロテインスコアも、意外に高い数値になっています。しか

図6　良質のタンパク質が健康をつくる

食品名	プロテインスコア	必要量(g)	食品名	プロテインスコア	必要量(g)
卵	100	79	スジコ	66	61
サンマ	96	52	サケ	66	58
イワシ	91	63	タラコ	64	60
マトン	90	68	うどん	56	687
豚肉	90	83	大豆	56	52
カジキ	89	48	納豆	55	110
アジ	89	56	ソラマメ	55	260
鶏肉	87	55	アワビ	54	79
イカ	86	68	高野豆腐	52	36
そば	85	357	豆腐	51	327
ロースハム	84	64	トウモロコシ	51	516
チーズ	83	48	ピーナッツ	48	81
牛肉	80	65	ジャガイモ	48	1097
牛乳	74	466	食パン	44	284
オートミール	74	100	味噌	44	162
エビ	73	86	サヤエンドウ	36	772
ご飯	73	652	マッシュルーム	23	1175
カニ	72	69	シイタケ	18	3700
タコ	72	95	コーンフレークス	16	694

プロテインスコア＝食品に含まれるタンパクの「良質度」
必要量＝良質タンパク10g摂取に必要な食品量

し量と消化しやすさでは、やはり植物性の食品は動物性の食品よりも劣ります。

たとえばうどんは56点と高いのですが、良質のタンパク質10gを摂取するためには687gも食べなければなりません。しかしながら、「山の魚」「畑のお肉」とも呼ばれる大豆はプロテインスコア56点とうどんと変わりませんが、同10gを摂取するために52gでOKです。チーズはプロテインスコア83点で、48gを食べるだけで10g摂取に達します。

さらにもう一つ、植物由来のタンパク質を利用するには、細胞壁の構成成分である食物繊維を分解しないといけませんが、なんと、ヒトには食物繊維を消化する酵素がないのです！ 大腸の腸内細菌がそれを持ってますので、それより上流の小腸で消化吸収される動物性タンパク質と比べて、70～90％の利用効率となります。まずよく噛みましょう。

それでもヒトは、調理によってその難関を乗り越えてきました。納豆（90％）、油揚げ（91％）、煮豆（92％）は、きな粉（83％）に比べ、消化吸収率が高くなっています。古人の知恵は侮れませんね。

ちなみに、プロテインスコアとは別に「アミノ酸スコア」という評価の仕方もあります。これは、その食品の窒素1gあたりに占める必須アミノ酸の含有量を評価したものです。アミノ酸スコアで見ると卵も牛肉も大豆も同じ100点満点ですが、プロテインスコアで見ればいま見てきたように、大豆に比べれば牛肉のほうが、それよりもさらに卵のほうが

（人間のからだにとって）質的によいタンパク質が含まれていることがわかります。

卵はいくら食べても大丈夫、コレステロール神話に惑わされるな

卵はプロテインスコアが１００点満点の食品です。肉類や魚介類に比べれば値段も安く、健康に寄与する非常に優秀な食品といえるでしょう。

ただし卵には水分も多く、１個に含まれるタンパク質の量は６g程度です。そこで、毎日積極的に3〜6個を食べるようにするのが望ましいわけです。

ところが、患者さんにいくら「卵は１００点満点の優良食品ですよ、どんどん食べてください」と言っても、「なかなか5個、6個と、そんなに毎日、肉や卵ばっかり食べられないよ！」というあなた、その感覚を大事にしてください（笑）。たしかに私も張り切って、ゆで卵6個を一挙に食べた日は、蕁麻疹が出ました！

消化吸収のキャパをオーバーしているかもしれませんし、まれには食物アレルギーもあります。アレルギーには、2〜3か月ごとにタンパク源をローテーションする方法もあります。

誰にでもできる方法は、40〜41ページで述べたとおり、8拍子でリズミカルに噛むこと、小腹の空き具合を見ながら小分けして食べることです。食事はおいしく、楽しく！

もう一つ、卵を大量に食べることに、みなさんは心のなかでブレーキをかけてしまっていませんか？

その理由は、どうやら「卵を食べすぎるとコレステロールが増える」という誤解にありそうです。最近の研究では卵の摂取量と動脈硬化のリスクは関連なし、とする報告が多いのですが、いまだに医師の間でも訂正されないままになっています。

まず、コレステロール自体は人間のからだが肝臓でつくっている大切な物質です。しなやかな細胞膜の材料となるため、体内では脳に豊富に含まれ、神経細胞のシナプス活動を支えますし、血管壁を構成しているため、不足すると脳出血を起こしやすくなります。ストレスホルモンのコーチゾールや、女性・男性ホルモン、最近は骨を丈夫にする以外のさまざまな働きが注目されているビタミンDの材料にもなり、脂質を吸収するための胆汁の材料にもなります。

悪玉と呼ばれるＬＤＬコレステロールは肝臓から全身へのコレステロールの運搬係、善玉のＨＤＬコレステロールは回収係で、どちらもヒトになくてはならないものです。

そもそも卵を食べてコレステロール濃度が上がり、アテローム性動脈硬化を発症したとするデータは、１９１３年にロシアの研究者がウサギを使って得た実験結果なのです。

草食動物のウサギは、体内でエサ由来のコレステロールに対する調整機能を持っていませんが、ヒトを含む肉食動物では、食物から得るコレステロール量に応じて主に肝臓で合成するコレステロール量を増減し、体内のコレステロール濃度を一定に保つしくみがあります。

2015年1月には、アメリカの厚生省と農務省が設置した「食事指針諮問委員会」が次のような研究結果を発表しました。「食事によるコレステロール摂取（動脈硬化の危険を増すこともある）と血清コレステロール（血液検査のコレステロール値）の間に明らかな関連性はない」。したがって「コレステロールは過剰摂取を心配する栄養素ではない」と結論づけたのです。日本でも、同じ年に厚生労働省が、食事中のコレステロール摂取量と血中コレステロール値の間の相関を示すエビデンスは不十分であるとして、コレステロールの摂取基準の設定を中止、日本動脈硬化学会も同様の声明を出しています。

ただしその後に、食事に対する血中コレステロール値の反応は、個人差が大きいとしています。それは肝臓における内因性のコレステロールの合成能力の差が関わっていそうです。

私の症例では、毎日卵8個食べてコレステロール値や中性脂肪値がすべて正常化した人もいますし、よその例ですが毎日魚を食べてコレステロール値や動脈硬化の指標が改善した人もおられます。もちろん、一生それだけとは言いませんよ（笑）。

野菜中心の生活を一生懸命していてコレステロール値が高かった方が動物性脂肪を増や

して正常化する方は多く、34ページに記した低T3症候群と合わせて、肝臓の代謝能力不足が関与しているのではないかと考えています。

卵はタンパク質やレシチン、鉄、セレン、ビタミンB_2・B_{12}、ルテインの重要な補給源です。少なくとも卵を悪者扱いする理由はありません。栄養満点で安くて調理法も豊富な卵、1日3個を目安に取り入れてみてはいかがでしょうか？

女性も男性も「かくれ鉄欠乏症」

あなたは「テケジョ（鉄欠乏女子）」？

タンパク質と同じように、いまの日本人が意識して摂取しなければならない栄養素は、じつは「鉄分」です。「犬も歩けば隠れ鉄欠乏症に当たる」というくらい、みんな鉄欠乏症なのです。

こう言うと必ず、がっしりとした体つきの男性から不満げな声が聞こえてきます。

「それは女性の話でしょう？　私は貧血などと診断されたことは一度もありませんよ」

たしかに女性は毎月の生理で確実に血液（ヘモグロビン）とともに鉄を失っていますから、鉄欠乏女子（鉄欠乏症に精力的に取り組む奥平智之医師が「テケジョ」と命名しました）はたくさんいます。まあ、「女性は全員テケジョ」といってもいいほどです。

しかし、不満げに言った立派なからだの男性も、じつは鉄欠乏症の可能性は小さくありません。男性も「隠れ鉄欠乏症」に注意しなければなりません。糖質制限をしようというなら、なおさらなのです。

鉄が慢性的に不足していると、頭痛・めまい、食欲不振、動悸・息切れ、口内炎、肌荒れなどが起こってきます。エネルギーがうまくつくれない、からだのすみずみまで酸素が行き届かない、といった貧血の症状が現れます。

鉄はまたすべての細胞にも必要不可欠なミネラルで、鉄がないと細胞の元気がなくなります。脳細胞も同様なので、鉄欠乏症が続くとイライラ、うつ、不安感といった精神的不調も起こりやすくなるのです。

とくに糖質制限を始めたとき、鉄不足だと体調不良を起こしやすくなります。

理由は、細胞のなかにあって、エネルギー物質製造を担うミトコンドリアには、鉄が必要だからです。糖に頼らず脂肪をエネルギーに使うとき、酸素の爆発的エネルギーを人体でうまく利用できるこのミトコンドリアの活躍が必要です。ところが鉄欠乏症であれば、それがうまくいかず、体調不良になるのです。ふだんから甘いものをほしくなる人は、もともと脂肪をエネルギーにするのが苦手な人、その原因として、この細胞内の鉄が不足している可能性もあります。同じ理由で、ヘビースモーカーは酸欠でエネルギーが作れず糖質制限で体調を崩すという意見があります。

したがって患者さんに糖質制限をすすめるとき、まずは鉄分が足りているのかどうかの確認が必要です。女性の場合には、とくに重要です。

ヘモグロビン値が正常でも鉄が不足していることも

一般的には、鉄が足りていないかどうかは、貧血の度合いで判断されます。貧血を診断するのは、血液検査のヘモグロビン値です。

ヘモグロビンというのは、血液の赤い色素のことです。そこには鉄が含まれていて、その鉄に肺で獲得した酸素をくっつけて全身に運んでいくわけです。鉄が少なくなるとヘモグロビンをつくれなくなり、貧血になります。

ヘモグロビン値のある検査会社の基準値は男性で13・5〜17・6、女性で11・3〜15・2です。

図7　16歳男子の血液検査の結果

		開始前	錠剤2か月後	錠剤6か月後
白血球数	3500～9800	4100 /ml	5000 /ml	4800 /ml
赤血球数	M427～570 F376～500	499 万/μL	530 万/μL	475 万/μL
Hb	M13.5～17.6 F11.3～15.2	14.0 g/dl	15.5 g/dl	14.5 g/dl
Ht	M39.8～51.8 F33.4～44.9	43.2 %	47.2 %	43.7 %
MCV	M82.7～101.6 F79.0～100.0	86.6 fL	89.1 fL	92.0 fL
MCH	M28.0～34.6 F26.3～34.3	28.1 pg	29.2 pg	30.5 pg
MCHC	M31.6～36.6 F30.7～36.6	32.4 %	32.8 %	33.2 %
血小板数	13.0～36.9	20.6 万/μL	22.1 万/μL	14.5 万/μL
フェリチン	30～310	—	17.2 ng/ml	58.9 ng/ml

図7に示したのは、16歳の陸上部男子のデータです。陸上競技中に外傷なく始まった化膿性足関節炎で来院しています。実は半年前にも両大腿の痛み（ＭＲＩ異常なし）で来院歴がありました。ケガを繰り返すアスリートには、骨や腱の材料であるコラーゲンをつくるのに必要な鉄の不足を疑う必要があります。３段目に出ている「Ｈｂ」というのがヘモグロビン値で、この子は14・０と基準内の値です。

ふつう男性でヘモグロビン値が14以上あれば、医師は即座に、「大丈夫、貧血はありませんね」と言うでしょう。その他の細かいデータまでは見ません。しかし、ヘモグロビン値が正常だからといって「鉄欠乏性貧血が認められない」ということにはならないのです。

たとえば、その２つ下に「ＭＣＶ（平均赤血球容積）」という検査項目があります。

これは赤血球（ヘモグロビンを包んでいる血液細胞）の大きさです。基準値は、男性で82・７～１０１・６となっていますが、鉄欠乏症では小球性変化といって、赤血球サイズが小さくなり、1つの赤血球で運べる酸素の量が減るので、貧血と同じ症状が現れます。理想は95、できれば90は欲しいところです。

この子はヘモグロビン値は正常範囲内ですが、MCVは86・6なので、私は鉄が不足している可能性が高いと判断しました。すると本人から、「よその検査でフェリチンが40未満だった」というセリフが飛び出しました。当院検査では貧血といえませんが、鉄欠乏性貧血の治療途中の状態として、鉄の多いレバーや赤身肉などの食品を増やすアドバイスに加えて、鉄剤の処方を開始しました。

すると2か月後の診察で「疲れず、ケガをしなくなった」と嬉しい報告が。検査（**図72列目のデータ**）でも赤血球の容積が改善していますが、貯蔵鉄のフェリチン値は17・2と、まだ鉄貯金不足の状態ですので、鉄剤を続けました。

3か月後も「タイムが出ている」と喜びの声。しかし、便が少し黒いとのこと。鉄剤は充足具合によって吸収効率が変わりますので、1〜2日おきの内服を指導しました。

その後も鉄剤を続けながら、長距離競技を続けています。

貯蔵鉄「フェリチン」の値も重要

大人のからだに含まれる鉄の総量は、男性で約4g、女性で約2・5gといわれていますす。そのすべてが血液中のヘモグロビンに含まれているわけではありません。

体内の鉄は、次の3種類に分けられます。

①機能鉄（約70％）：血液や細胞内で酸素運搬や細胞の活性のために働いている鉄

②貯蔵鉄（20〜25％）：鉄不足のとき補給するために肝臓や脾臓などに貯蔵されている鉄

③組織鉄（5〜10％）：皮膚、爪、髪などの成分となっている鉄

このなかで一般的な血液検査で測られているのは、ヘモグロビンやMCVなど機能鉄の値です。しかし、同じように②の貯蔵鉄（検査項目では「フェリチン」）についても調べて、十分に鉄が貯蔵されているかを見る必要があります。

というのは、機能鉄が欠乏しても貯蔵鉄から補給されるので、鉄がどんどん欠乏していることが自覚症状としてわかりにくいからです。貯蔵鉄がカラっぽになってからでは遅すぎるのです。

フェリチンの数値は、50から100を目標にしています。フェリチン25は通常MCV90に相当します。

ただし体内の鉄は、からだに何らかの炎症が起こっているときには、機能鉄からシフトしてフェリチン値を上昇させることがあるので注意が必要です。胃腸炎で下痢をしている、

歯周病や副鼻腔炎、タバコで慢性気管支炎、慢性湿疹や関節炎あるいはガンの場合などに上昇します。その場合、鉄補給でなく炎症を抑える治療をしないと、鉄欠乏症状が改善しません。鉄不足の方は酸欠で口呼吸の方が多いのですが、口呼吸自体も咽頭や副鼻腔の慢性炎症を起こします。

鉄を効率的に摂るための知恵

鉄などのミネラル分は、カンタンにいえば鉱物です。無機質ですからエネルギー源にはなりませんし、タンパク質のようにからだの材料にもなりません。

しかし大自然のなかから発生した私たちのからだには、大自然のミネラルバランスがそのまま残されているといわれます。海水と人間の体液のミネラルバランスは、かなり近いともいわれています。

そして、私たちの体内に入り込んでいるミネラル分は、それぞれが生命活動に不可欠な役割を果たしているのです。

ただし、もちろんタンパク質や脂質のように大量には必要ありません。このため、ミネラル分の必要量は3大栄養素と比べるときわめて微量です。人間のからだはロボットではないので（笑）、鉄が大事といってもそんなに大量には必要ないのです。

このため、私たちが食事でミネラル分を摂っても、多くは吸収されることなく排泄されてしまいます。

したがって鉄欠乏症の人は、鉄分の多い食事を心がけたり、サプリメントを飲んだりしても、そう簡単には鉄が十分なからだにはなりません。鉄を摂る食生活やサプリメントの習慣をつけて、時間をかけてじっくりと改善していくことが大切なのです。

鉄分の多い食品としては、レバー、センマイ、ハツ、ハマグリ、赤貝、卵（卵黄）、カモ、パセリ、枝豆、コマツナ、シュンギクなどがありますが、タンパク質と同じように鉄分も動物性食品から摂るほうが効率的です。動物性食品に含まれる鉄は「ヘム鉄」と呼ばれるタンパク質にくっついている鉄で、人間のからだが吸収しやすいかたちになっているからです。ヘム鉄の吸収率は25％、非ヘム鉄は5％程度といわれています。

病院で処方される鉄剤は鉄分の含有量は多いのですが、非ヘム鉄なので吸収効率はよくありません。ただし非ヘム鉄は、鉄欠乏が重篤なほど吸収効率が上がるという特徴がありますので、過剰症になりにくいです。市販されているサプリメントには「ヘム鉄」と明記されているものもありますが、成分量が少なく質的にピンからキリまであるようです。

また、鉄分の吸収をよくする栄養として、ビタミンCがあげられます。ピーマン、ブロッコリー、キャベツなどビタミンCの多い野菜をあまり加熱しすぎないで（ビタミンが壊れるので）、鉄分の多い食品と一緒に食べるとよいでしょう。

逆に、66ページの症例のなかで述べたように、サプリメントは亜鉛と一緒に鉄を飲むとお互いに吸収をジャマするので効率的ではありません。両方摂る人は、5時間はずらして摂取するようにしましょう。

【症例】ケガばかりしていた競歩の選手、原因は栄養不足だった

とうとう私のところにやって来た女子高生

浜本紗綾さん（仮名・16歳）は、高校の部活でかなり本格的に競歩をやっています。

ところが、腰痛があってなかなか記録が伸びません。腰痛だけではなく、いつもあちこちケガをしていてトレーニングが十分にできませんでした。それで当院の整形外科に通院して、マッサージなどの治療を受けていました。

私は主治医ではありませんでしたが、院内でときどき「キャッキャッ」という女子高生

特有の甲高い笑い声が響いているのを聞いていました。マッサージの治療が痛いのか、くすぐったいのか、とてつもない嬌声をあげるのです。そのたびに診察室で「ああ、あの子が来ているんだな」とわかったので、私も覚えていました。

その紗綾さんが、とうとう私の外来にやって来ました。あまりにケガが多いので栄養の状況が悪いのではないか、ということで整形外科から受診をすすめられたのです。

初診は2016年10月5日でした。お話ししてみると、紗綾さんの声はあのいつも聞こえていたお馴染みのキンキン声で、精神的に少し不安定な印象を受けました。

さっそく採血して検査を行うと、結果は予想されていたとおりです。

まず、ひどい鉄欠乏性貧血でした。ヘモグロビン値は10・1しかありません。赤血球の大きさを示すMCV値は70・5で、これも鉄不足を示しています。初回はフェリチン（貯蔵鉄）は測定しませんでしたが、貯金どころか現在からだを流れている血液にすら鉄が不足しているのです。貧血になると、疲れやすい、息苦しい、動機がするといったからだの症状とともに、不安、イライラ、感情の起伏などの精神的な症状も現れてきます。甲高い声は、そのせいなのかもしれません。

また、エネルギーをつくるときに必要なビタミンB群も不足しています。さらに、タンパク質も運動選手としてはまったく足りておらず、コレステロールの値が低いことも気になりました。

コレステロールは細胞膜の柔軟性や筋肉の修復にも必要ですから、足りないと運動によって壊れた筋肉の再生がうまくいかず、トレーニング効果が現れません。

紗綾さんが抱えている問題の本質は、栄養にある可能性が高いと思われました。

栄養改善は発展途上ながら、効果ははっきり

鉄とビタミンB群が不足している、コレステロール値も低いということは、運動選手にしては肉の摂取が足りないということです。

私は同席していたお母さんと紗綾さんに、不足している栄養素と、その結果として何が起こっているのかを説明し、食事の内容をたずねました。やはり、肉の摂取量がぜんぜん足りないことがわかりました。

「このままでは、いくらトレーニングしてもタイムは上がらないし、腰も治らないかも。治療の前に、とにかく不足している栄養を改善しないとね。もっと肉や卵を食べてほしいです。毎日、肉は200gプラス卵を3個が目標です」

「レバーは食べられる?」と聞くと、本人いわく「苦手、というか大っ嫌い」だそうです。

私は「レバーがいちばんいいんだけどねー」と多少大げさに残念がっておきました。

鉄不足の人はレバーの鉄臭いにおいが苦手で食べられないという人が多いです。

しかし、紗綾さんのお母さんは私の話をよく理解してくれて、受診したその日から食事メニューはガラッと変わったようです。肉200g、卵3個を一生懸命に実行してくれたのです。レバーのにおいがダメなら、カレー粉をまぶして調理するとか、アヒージョのようにオリーブオイルで加熱すると食べやすくなります。このアドバイスも、実行してくれたようです。

処方で鉄剤とビタミンB群を出しましたが、それに加えて、入手しやすいドラックストアのものやサプリ専門サイトの商品で、鉄、ビタミンB群とD、それからプロテインも飲用するように、お母さんに具体的にアドバイスしました。

栄養療法の効果と成果は、すぐに現れました。初診から3週間後の10月29日、久しぶりにタイムが上がりました。本人はとても喜んでいました。そして11月23日に行われた競歩の地区大会で、紗綾さんは区間賞を獲得したのです。

その後も順調でしたが、12月末に腰痛の再発で来院したので血液検査を行いました。

ヘモグロビンは13・4まで回復していましたが、フェリチン（貯蔵鉄）を調べると、18・8と低値でした。フェリチンは最低50、できれば80は欲しいのです。MCVは84・3まで上昇していたので、これはまずまずですが、最低ラインの90までもう一歩です。

このデータを見て、お母さんは言いました。

「やっぱり鉄サプリをやめるとケガをする。データに出てるじゃない！」

もはや私以上に栄養の重要性を理解されています。

このころから、紗綾さんの声は以前のキンキンしたものではなく、少し落ち着いてきました。不足していた鉄が補われて、精神的にも安定してきたものと思われます。

私は、お母さんとともに積極的に栄養改革に取り組んでいることを褒め、ただしまだ不足しているので安心しないで継続するように伝えました。

亜鉛も欠乏しやすいミネラル

生命維持に必要な代謝に必須

「解糖系の（糖を利用する）エネルギー代謝ではなく、ミトコンドリアを利用した（脂質を利用する）エネルギー代謝では、電子伝達系の酵素が鉄を必要とする、だから糖質制限を行うときは鉄欠乏症に注意しなければならない」と述べました。そして、鉄の次に多い微量ミネラルが亜鉛です。

亜鉛はからだ全体で2gとごく微量ですが、タンパク質やDNAの合成に関わる酵素の材料として使われます。私たちのからだの「酵素活性」にいちばん大切なのは「少量」ミネラルのマグネシウムですが、次に必要なのが「微量」ミネラルの亜鉛です。ところが亜鉛は食事で摂ってもなかなか腸が吸収できません。吸収率は約30%です。

そのうえ亜鉛は腸粘膜や消化液である胆汁や膵液に含まれるため、便とともに排出されるほか、尿や汗からも流出したり、運動やアルコールによっても消費されます。必要度が高いのに不足しやすい栄養素といえます。亜鉛は筋肉に最も多く含まれ、次いで骨、皮膚、毛髪、肝臓、消化管、膵臓、脾臓、脳、眼球、前立腺、腎臓、血液中では赤血球に多く含まれます。

亜鉛の働きとしては、細胞分裂、新陳代謝、皮膚や髪の毛の健康を保つ、性機能の維持、味覚や嗅覚の維持、免疫力を高めるなどがあり、不足すると発育障害、低身長や、傷の修復の遅れ、貧血などが起こります。またインスリンの産生や働きにも関係あるので、糖尿病にもなりやすくなります。亜鉛はさらに脳の働きにも重要なミネラルです。学習したり、記憶を強化したり、気分を調節するのに亜鉛は不可欠です。

亜鉛不足は血液健診の項目でわかる

オーソモレキュラー療法では、亜鉛がきちんとからだに存在しているかどうかを、血液検査のＡＬＰ（アルカリフォスファターゼ）という項目で見当をつけます。

ＡＬＰというのは、肝臓、胆管、骨、小腸粘膜などの細胞の修復活動に必要となる酵素です。ＡＬＰ値が高い場合、骨の成長期や妊娠後期のほかに、骨折やガンの骨転移、肝胆道疾患（肝炎、肝硬変、肝ガン、胆石、胆道ガンなど）などが疑われます。

このＡＬＰ値がなぜ亜鉛と関係があるのかというと、この酵素には亜鉛とマグネシウムが補因子として必要だからです。亜鉛およびマグネシウムが足りないと、酵素ＡＬＰは活性化しません。ＡＬＰ値が低ければ、亜鉛不足の可能性を示唆しているわけです。

ＡＬＰの基準値は成人で１１５〜３５９（国際単位＝IU／L）程度とされていますが、１８０以下では亜鉛不足を考える必要があります。ただし個人差があります。

銅は定期的にある程度の量を摂取していく

からだに貯金できない亜鉛は、その人の食習慣でいつも摂取していないと、少しずつ不足していくことになります。あなたは亜鉛の多い食品を定期的に食べているでしょうか。

亜鉛の多い食品といえば、牡蠣《カキ》が有名ですが、レバーや牛肉、チーズや卵黄など身近な動物性食品に多く含まれています。玄米やゴマなどにも亜鉛は豊富ですが、小腸での亜鉛の吸収をジャマするフィチン酸も多いため、実際にからだに吸収できる量は少なくなってしまいます。腸管カンジダ症や過敏性腸症候群など胃腸粘膜のトラブルを抱えた人は、亜鉛も鉄も吸収が悪くなりますので、まずそちらの治療が必要です。

亜鉛の1日の摂取基準量は、一般的には成人男子で10㎎、女子で8㎎ですが、不足を補う場合、当院では50〜100㎎をすすめています。ただし、タンパク質不足の人は嘔吐などを誘発し、続けられないこともあるので加減します。牡蠣の亜鉛含有量は100gにつき13・2㎎なので、亜鉛約50㎎を摂るためには牡蠣400gを食べないといけません。豚レバー（同6・9㎎）なら、700gにもなります。それを毎日食べるというのは、考えただけでもムリですね！　そこで、サプリメントを利用します。

例によって、私もやってみました。私は皮膚トラブルをもっていますし、また亜鉛不足で起こる爪の症状も気になったからです。

亜鉛については以前にも15㎎ずつ飲んでみたことがあり、そのときはALPなどのデータは変わりませんでした。しかしオーソモレキュラー療法を勉強してもっと多く摂る必要があると知り、さらに亜鉛研究の専門家に「1日130㎎の摂取が必要だ」と言っている先生もいましたので130㎎ずつ飲んでみることにしました。すると、じわじわと数値が上がってきました。

亜鉛は男性の性機能にも関係するといわれていますが、たしかに朝の元気さは以前より明らかに力強くなりました。この点、亜鉛の補給の効果は、男性には比較的わかりやすいと思います。ただし、毎日大量の亜鉛を摂りつづけていると、同じ吸収経路をもつ銅の吸収が悪くなり、銅が不足してくることが懸念されます。銅不足は血液の顆粒球（白血球の一種）の減少を招くので、これは注意しなければいけません。

またくり返し述べているように、亜鉛は鉄と一緒に摂ってはいけません。吸収が悪くなるからです。朝と晩に分けるなど5時間は空けるようにしましょう。

ビタミンDを甘くみることなかれ！

骨粗鬆症の予防にとどまらない働き

毎日の食事で十分に摂るべき重要なビタミンというと、ビタミンCやB群がよくあげられます。ビタミンDというのは、「ふつうに昼間明るいところで生活していれば不足することはない」と、ずっと言われていました。

ところが最近は「日本人の多くは圧倒的なビタミンD不足である」と指摘されるようになりました。それはビタミンDについての研究があらためて進んだからです。いままでわかっていなかったビタミンDの働きが明らかになり、さらにビタミンD不足によってさまざまな疾患が起こっている可能性がわかってきました。

これまでもビタミンDは、カルシウムとマグネシウムの血中濃度を保つために働いていることはわかっていました。また、カルシウムとリンの吸収をよくし、カルシウムが骨に沈着するのを助けることもよく知られていることです。だから骨粗鬆症の人は（あるいは予防する人は）ビタミンDが処方されます。

しかしビタミンDは、骨だけの問題ではなかったのです。

あなたも私もビタミンD不足で、病気予備群？

ビタミンDの研究者でオーソモレキュラー療法の実践医でもある斎藤糧三医師は、ビタミンDの血中濃度と病気との関連をまとめて報告しています（『サーファーに花粉症はい

ない』斎藤糧三、小学館刊）。**（図8参照）**

生体のビタミンＤ貯蔵量を反映する25（ＯＨ）ビタミンＤの血中濃度の基準値は、現在30から１００ng／mℓとなっており、30以上は充足状態、20未満は欠乏状態と判定するとされています。私が外来で、足腰の痛みで骨のトラブルが疑われる患者さんの血液データを診ていると、だいたい15前後の人が多いようです。20までは行かず、すでに欠乏状態です。実は、デスクワーカーの90％はビタミンＤが欠乏しているといわれます。

図8　ビタミンDの血中濃度と関連疾病

ビタミンD:25(OH) ビタミンDの血中濃度	関連疾病の発病率の変化など
10ng/ml以下	〈重度欠乏症〉
15ng/ml以下	くる病のリスク増加
20ng/ml以下	大腸ガンの発病リスクが75%増加
30ng/ml以下	〈欠乏症〉 骨破壊が進行、骨粗鬆症進行 傷の治癒が遅くなる 関節痛、腰痛の発症率が増す うつ、統合失調症の発症率が増す 糖尿病の発症率が増す 偏頭痛の発症率が増す 自己免疫疾患、アレルギーの発症率が増す 子癇の発症率が増す
30～50ng/ml	〈正常値〉欠乏症が起こらない値
34ng/ml以下	心筋梗塞の発症率が2倍に増加
36ng/ml以下	高血圧の発症率が増加
40ng/ml以下	多発性硬化症の発症率が3倍に増加
50～80ng/ml	〈至適値〉疾病リスクを最小限にする値
50ng/ml以下	乳ガンの発症率が1/2に減少
	固形ガンの発症率低下
80～100ng/ml	ガン患者のガンの 成長速度が遅くなる
100ng/ml以上	ビタミンd中毒症状の発生率が増す (高カルシウム血症)

※1.25(OH)ビタミンDでなく、25(OH)であることに注意
※血液検査会社が発表している検査基準値の上限はおよそ40ng/ml前半だが、これは95%の人がその範囲内であったという意味で、正常範囲を示したものではないことに注意。50ng/ml以上が疾病発症から見た至適値。

出典:『サーファーに花粉症はいない:斎藤糧三』(小学館)

ところがこの表を見ると、30以下ははっきりとした欠乏症で、骨粗鬆症ばかりでなく、うつ、糖尿病、自己免疫疾患、アレルギー疾患などの病気のリスクが高まるというのです。充足状態といわれる

34以下で心筋梗塞の発症率は2倍になり、36以下で高血圧のリスクが増えるとされます。

そして、健康長寿のために理想的なビタミンD血中濃度は、50～80となっています。少なくとも私の外来患者さんたちのように、一見健康そうな人たちのなかで、最近の研究結果から考えれば、ビタミンDの欠乏によって糖尿病やガンの発症がうながされているのかもしれません。また、ビタミンDは免疫機能にも関わっていて、インフルエンザを予防するともいわれています。

ビタミンDとこれらの疾患の因果関係がわかってきた現在、ビタミンDは「日本で昼間活動していれば不足しない」とは考えず、重大な病気の予防のために日々積極的に摂ったほうがよいわけです。

どれくらい摂ればいいのか

1日に必要なビタミンDの摂取量は、これまで5μg（100万分の5g）以上が目安とされていました。国際単位で表せば200単位（IU／L）ということになります。しかし前述のとおり、これでは少なすぎて不足します。

耐容上限量は1日50μgとされています。しかし、250μgを6か月摂取しても安全だったという報告もあり、いま見直しが進められています。

そこで当院では、1日に250μg（＝1万単位）を上限に、目的に合わせて摂取をおすすめしています。食べものではシラスを50g食べると、それだけでビタミンD1000単位は摂れます。ただし、毎日シラスを50gずつ食べるというのは現実的ではないかもしれません。

そこで、サプリメントです。サプリメントには、1錠でシラス50gと同じ量のビタミンDを摂れるものが、ドラッグストアなどで数百円で販売されています。

ちなみに私は、米国からのネット通販で1錠5000単位のサプリメントを手に入れ、毎日2錠ずつ、7か月間飲んでみました。長年のアトピー性皮膚炎が改善するかどうか、試してみたのです。その結果、ビタミンDの血中濃度は20ng／mlほど上昇し、皮膚症状もかなりよくなりました。

ビタミンDは脂溶性ビタミン（脂に溶けるビタミン）で、余分なものは尿から排泄されないため、大量摂取は中毒の危険があると以前からいわれています。厚労省も、最大でも1日4000単位までと指示していますが、私が「自分で人体実験」を行ったときは肝臓の数値も悪くならず、とくに問題はありませんでした。

ビタミンDが多いのは、シラスのほかにイクラ、イワシ、サンマ、サケなど脂の乗った魚などです。シイタケは、食べる前に少し日光に当てるとビタミンDが増える、などともいわれます。

私が試した毎日1万単位は極端ですが、食生活や日光浴（ただし強い紫外線の害にも注意）を意識したうえで、毎日1000単位を目標にサプリメントを利用するとよいでしょう。とくにアトピー、花粉症、関節リウマチなどのアレルギー性疾患に悩む人は、試してみる価値はあると思います。

ナイアシン（ビタミンB_3）は期待できるビタミン

エネルギー代謝に関係のあるナイアシン

ビタミンBの仲間は、B_1、B_2、B_6、B_{12}、ナイアシン、パントテン酸、葉酸、ビオチンと、8つがあります。これらを総称して「ビタミンB群」といいます。

ナイアシンは3つ目に発見されたビタミンB群なので昔は「B_3」といわれていましたが、その後たくさんのB群が発見され、混乱を避けるように「ナイアシン」という名前がつけられたのです。

ナイアシンは、食品あるいは血中の糖質、脂質、タンパク質を体内でエネルギーに変えるときに必要なビタミンです。また、脳神経の働きや皮膚、粘膜の健康維持にも関係しています。ナイアシンが不足すると皮膚病、口角炎、イライラや不安感、倦怠感などが現れますが、これは糖質制限を行ったときに体調不良になる人が訴える症状と似ています。

また、ナイアシンはアルコールを分解する酵素の働きを助けます。前の晩に痛飲して二日酔いになると、からだがだるく、動くのがしんどくなりますが、アルコール代謝のために消費されたナイアシンが不足していることもその一因です。二日酔いのためのドリンク剤にはたいていナイアシンが含まれています。

したがって、アルコールを飲む前にナイアシンを補給しておけば、二日酔いは多少軽くなるかもしれません。ナイアシンはアルコール脱水素酵素とアセトアルデヒド脱水素酵素の補酵素だからです。逆にナイアシンが不足していると、アルコールを完全に代謝しきれず、その途中で出る有毒物質（アセトアルデヒド）が体内に残ってしまうので二日酔いはひどくなります。

オーソモレキュラー療法の創始者の一人であるホッファー博士は、このナイアシンの大量投与（５００～３０００㎎）によって統合失調症が改善したことを報告し、２００９年に91歳で亡くなるまでに、6000人以上の統合失調症患者を社会復帰させています。

ビタミンB群は水溶性ビタミン、摂りすぎの心配はない

からだが食品から吸収するナイアシンは、ニコチン酸と呼ばれる物質です。ニコチン酸は、タバコに含まれるニコチンとはまったく違う物質ですから、もちろん害はありません。ただしニコチン酸は血管を拡げる作用があるため、サプリメントなどで大量に摂取すると急に血圧を下げて、脳貧血のような症状を起こす可能性があります。

私自身、試しに500㎎の錠剤を飲んでみたことがありますが、からだがほてってってきて皮膚がうずうずし（もともとの皮膚炎の症状が出た）、そのあと急に寒くなってきました。皮膚に近い血管が拡張したために皮膚症状が出て、そのあと血液が保っている熱が皮膚の近くで失われたためでしょう。

私もそうですが、花粉症やアトピー性皮膚炎などのアレルギー性疾患がある人は皮膚にヒスタミンという痒みを引き起こす物質がたまっていて、このヒスタミンも血管拡張に働いているので、ナイアシンとの相乗効果で症状が強く出ることもあります。

ただしナイアシンは水溶性ビタミンですから、この症状も一時的なもので、間もなく治まります。ナイアシンの摂りすぎで健康に害がある、ということはありません。

以前、ナイアシンは不足症状に対して病院で処方できましたが、このほてり症状が現れるため2018年3月で発売中止となりました。しかし不眠、イライラ、高血圧、痛みに対して有効なので、当院ではサプリメントでの摂取をおすすめしています。

ナイアシンあるいはビタミンやミネラルにかぎらず、一般的に決められている推奨量というのは「最低限」です。その推奨量は、半分の人が欠乏症になる量として定められているのです。

したがって不足している人にとっては、一般的な推奨量では効果が実感できません。推奨量の2倍、3倍の量をサプリメントで摂ってみて体調がよくなれば、その栄養素が不足していた可能性があります。ナイアシンの不足は、健診項目では肝機能欄のＬＤＨ値に反映されます。１８０Ｕ／Ｌ未満はナイアシン不足を疑います。

Column

脳の栄養と認知症

脳はからだのなかでいちばんの働き者で、それだけ多くの酸素と栄養を必要とします。脳に十分な酸素と栄養が供給されないと、身体的・精神的に不都合なことがさまざま起きます。たとえば、中高年では栄養不足が原因で認知症になることがあります。

認知症は、アルツハイマー、レビー小体型、脳血管性、前頭側頭型と、大きく分けて4つのタイプがあります。そのいずれも脳細胞が不可逆的な障害を受けてしまうため、回復は難しい、つまり改善はしても治らない病気とされています。

しかし、なかには比較的簡単に治せる認知症があります。ビタミンB群不足はその一つです。

たとえば、庶民の食卓に白米が現れた元禄年間に江戸で流行した、ビタミンB_1不足による急性脳症であるウェルニッケ脳症です。また、トウモロコシを主食とする中南米やイタリア北部では、ナイアシン（ビタミンB_3）不足によるペグラ脳症が起こりました。

現在の日本でも、アルコール、インスタント食品、イオン飲料、菓子パンなどによるビタミンB群の消耗や、菜食主義による摂取不足（B_{12}）によって、高齢者が認知機能障害を起こすことは少なくありません。いずれも、ベースとして、ビタミンB群が豊富に含まれている食品の摂取不足があると考えられます。

栄養不足による認知症の症状は、栄養補給するだけで治りますから、医師としてはアルツハイマーなど4タイプの認知症と区別して、的確な治療を行わなければいけません。また、アルツハイマーなどの認知症でもビタミンB群（B_6、B_{12}、葉酸）欠乏症であることが多く（物忘れ外来の3％）、これらを補給すると脳萎縮の進行が遅くなったという報告もあります。

これらビタミンB群の助けにより生成される神経伝達物質の材料となるタンパク質が必要ですが、厚生労働省の調べでは、入院リスクの高い低アルブミン（血液中に最も多く存在するタンパク質）血症の割合は70歳以上の高齢者の20％近くを占めます。

炭水化物や甘いものを大量に摂らず、肉類（赤身やレバー）、魚介類（マグロ・カツオの刺身、ウナギ、アサリ、シジミ）、豆類・ナッツ類、ブロッコリーやモヤシ、たまには玄米やバナナなど、高タンパクでビタミンB群が豊富な食材を活用して、脳の栄養失調による認知症を防ぎましょう。

第 4 章

脳神経外科医が栄養指導をするのはなぜか

私が脳神経外科医になった理由

ぜんそく発作の苦しみに一人耐える夜

1965年の「子どもの日」に、私は福岡県久留米市に生まれました。お寺に生まれ育った父親は、長男ながら家業を継がず医者になり、市民コーラス仲間の母親と結婚して、私を頭に4人の子どもをもうけました。両親ともに左利きで、私とすぐ下の弟も左利きです。

子どものころ、私はぜんそく持ちで学校を休んでは1／35プラモデルのフィギュアでアメリカ軍をつくりつづけていました。

ぜんそくになると、病院へ行って点滴のくり返しでした。何度点滴をしても治りません。父は医者でしたが、ただ「静かに寝とけ」のひと言で、そのころから現代医学に対する根本的な不信感が胸に宿っていたのかもしれません。

夜中にぜんそくの発作が出れば、吸入器で薬の入った霧を吸う治療しかなく、しばらく我慢しているとだんだん治ってくることも知っていました。すると、小学生なりに「どうしたら楽にしていられるか」を研究するわけです。

ぜんそくのときはのどが痛くなるのですが、それは息を吸ったときに痛いのであって、吐くときは痛くありません。なぜなら、息を吐くときは気管支のなかで温められた、湿気をふくんだ空気が出てくるので、粘膜にやさしいのです。

そのことに気づいた私は、「吐く息のほうを長くすれば治るんじゃないか」と考えました。それで夜中じゅう、布団をかぶって「1、2、3、吐いて吐いて吸って」と頭のなかで数えながら吐く息を長くしていたのです。すると、知らないうちに眠っていました。

現代医学への小さな反逆

そんなワザを自然に覚えていたわけですが、大人になって同じようなことを言っている人を発見しました。『声に出して読みたい日本語』（草思社）で有名な斎藤孝さんです。斎藤さんは、3秒で吸って、2秒止めて、15秒で吐ききる、そういう呼吸をしていると頭がよくなるというのです。

これは、ぜんそくでなくても、誰でも効果的な呼吸法です。肺というのは肋骨でフレームがつくられているので、息を吐ききっても潰れてゼロにはなりません。吐ききると、そのぶんのスペースができて、よけいに息を吸えるようになるというわけです。

水泳のクロールで、初心者が息継ぎがうまくできないのは、水のなかで鼻から息をしっかり吐かないからです。吐かないから吸えない、これはぜんそくの人も同じで、息をうまく吐けないのに吸おうとばかりするから苦しくなるわけです。過換気症候群の人も「息が吸えない」と言いますが、それはやはり吐かないから吸えないわけです。

こういう知恵は大事なのですが、大学の医学部では教えません。

脳外科医なのに代替医療や栄養といった、医学部では習わないけど大事なことを自分なりに勉強して患者さんに指導・提案するようになったのは、このときの小さな成功体験と無関係ではないと思います。

親に恩を売って九州大学医学部へ入学

小さい頃からからだが弱かった私は、スポーツもプラモデルづくりも親父や弟のようにうまくできず、常に劣等感を抱いていました。ただし、父は3歳からお経をあげ、檀家で酒を振る舞われていたという苦労人でしたので、相談に訪れる人は後を絶たず、自分にとっては重たい存在であっても、人に尊敬される人物である、と認識はしていました。

いまから考えれば、「成功者である親父の敷いたレールのとおりに生きれば、あと少しの努力で親父の呪縛を超えられる」と考えて、いわれるままに進学校へ進んだことが、弟と違って父と口論することもなかった私の反抗期だったと思います。思春期になって視線恐怖症（他人の視線が自分に向けられているのではないかという強迫観念）に陥り、今度はその研究も始めました。

そのころから「からだが弱いのだから医者になるしかない」と、自分の進路を定めていたと思います。

1浪はしましたが、2年目の受験では九州大学医学部のほかに、東京の医学部にも合格し、いよいよ親元を離れて自分の人生をはばたくときがきました。ところが母からの「ごめ〜ん、お金が続か〜ん」のひと言。私は、慣れない土地でバイトしながら医師への道を邁進するべきか、親に恩を売りながらバブル期の大学生活をエンジョイするべきか、ひと晩考えました。

私は後者を選択し、九州大学医学部に入学しました。

無限の可能性を感じる脳神経外科に入局

大学時代は自動車に熱中し、親の車も友人の車も壊れるまで乗りました。そんな状態でしたから卒業はさせてもらったものの、国家試験は再び1浪です。しかし、この国家試験

1浪中の人生経験はたいへん勉強になりました。

親元を遠く離れて飛騨高山を一人旅したとき、5歳のときから親に言われていた「お前はいつもアナフィラキシーショック（死に至ることもあるアレルギー性ショック）を抱えているんだぞ」という言葉に反抗して初めてタバコを吸いましたが、喘息発作を含めて大した反応は現れませんでした（ただしいまでも、ストレス下に副流煙でも来れば軽い気管支のアレルギー反応があります）。

カラオケ店のバイトでは、上司となった中卒の女子から指導を受け、お客のおばさま方に料金カードの説明をしたり、自らマイクを握ったりしているうちに、対人恐怖症はなくなっていました。

医師国家試験が終わると、当時は大学医学部の専門分野標榜科に入局するのが通例でした。私は、データを蓄積して医学的根拠をつくっていく内科という分野が苦手でした。プラモデルづくりなど、頭より手を動かす仕事に就きたかったので外科に、それも手のひらサイズの術野でアプローチの議論（手術のときにどこから患部に侵入するか）の尽きない脳外科に無限の可能性とおもしろさを見いだし、脳神経外科に入局しました。

勤務医になって現場の矛盾にぶつかる

卒後5年までに学んだこと

研修医時代は同期が多く、団体生活も楽しいものでした。

大学病院は重い病気の方が多くて精神的につらいですが、学会などでお会いする全国の先輩医師からは、少しばかり我が身を削って患者さんに尽くすという、医師としての武士道のようなものを学びました。

卒業して3年目、初めて大きな脳外科病院の勤務医となりました。外来は行わず、毎日手術の日々でした。手術によって病気が劇的に治ることの感動を目の当たりにしました。夜は当直任せだったので、毎晩有り金はたいて飲み歩いていました。重大なミスも経験しましたが、みなさんに救っていただき、外科医として手を尽くす心構えというものを知りました。

4年目は、立ち上がったばかりの総合病院の脳卒中センターに回りました。24時間救急体制で寝る暇もなく、みずからの栄養は流動食でしのぐ毎日でしたが、内科との役割分担を実践しながらたくさんの症例に触れ、病院外科医の基本型ができ上がってきました。

5年目になって大学院に入り、空き時間は脳神経外科の個人病院での外来や手術のバイトを行っていました。ところが大学から離れ、臨床医として一人ひとりの患者さんの小さな声を聞く立場になってみると、私はどこかで矛盾のようなものを感じざるをえませんでした。首をかしげたくなるような現実に、ときどき出会うようになったのです。

患者を第一に考えない医療とは

大学院での専攻は、神経病理でした。脳腫瘍の診断を行う免疫染色という方法の精度を高めるための研究です。

しかし、いまや脳腫瘍の診断はすべて遺伝子検索とセットになっています。結局、私たちがそのころ行っていた方法では区別がつかない（診断できない）という結論になったのです。

そうなるだろうということは、私たちが日夜顕微鏡をのぞいていたそのころから、少しずつ言われていました。だから研究しながらも、「この方法ではどうしても主観が入る余地が残る」ということが気になり始めていました。ところが先輩方は「いいからやれ、考えないでやれ」と言います（後日、教授と話したときに、教室の事情があったことがわかりました）。

私は「考える力をつける」ために大学院に入ったのに、考えない訓練をしている、おかしいなと思ったわけです。

また、バイト先での手術は、初めは執刀を任されることに大変モチベーションが上がるわけですが、手術記事や退院サマリーを書きながら冷静に発見契機から手術内容、術後経過を眺めると、「しなくてもいい手術だったのではないか？」という疑問がわくようになっていました。「説明と同意、という名の、経営重視の強要ではないか？」という疑問です。

手術が絶対に必要なものだった症例についても、術中の合併症で二度と社会復帰できない状態になった人や、術中術後の問題で何か月もキズの付け替えが必要になった人など、「なんだかなあ」とやりきれない気持ちになる症例を、たくさん経験しました。

一方、大学院では現実世界を離れた顕微鏡のなかの世界です。毎日言われるままにキズの付け替えに通う患者さんを前に、何もアイデアを出せない無力感を味わいました。

こうした経験も、医師は治る方法であればなんでも患者さんに提供すべきだ、たとえ現代医学ではない、代替医療のような教科書には書いてない治療法でも、患者さんのためになるなら行うべきだという考えをもつようになったきっかけだったと思います。

湿潤療法、糖質制限食、そして堺院長との出会い

傷は消毒してはいけない？

２００2年のある日、私は当直室の机の上に置いてあった医学雑誌をながめていました。そこで「湿潤療法」なるものを初めて知りました。

その記事では、夏井睦先生という形成外科の医師が、外傷の処置法についてこんなふうに言っていました。

「消毒は治癒を妨げるからやってはダメ、ガーゼを置いてもダメ、水で洗い乾かさないようにラップのようなもので覆い、湿潤環境を保持すれば、すぐにきれいに治っていく」

記事には、自転車で転倒して頬にひどいすり傷を受けた22歳の女性や、交通事故で額に裂傷を受けた30歳の女性が、たった4日で跡も残らずきれいに治っていく症例写真も掲載

されていました。

私は、この記事に感銘を受けました。そして、使用されていた材料を取り寄せ、自己流で「湿潤療法」をやってみました。

ところが、当時の医療現場では消毒・ガーゼ以外の処置など考えられない時代でしたので、試すことができたのは、清潔で小さな術創のみで、優位性など確認できませんでした。手応えを感じることもなく、取り寄せたサンプル品を使い切るとまた元の処置法にもどってしまいました。そんな経緯があって「湿潤療法」についてはは気になったまま、私は医局を辞め、新しい病院での勤務をスタートさせていました。

とうとう「床ずれ」の問題を乗り越えた！

新しい病院では手術はほとんどなく、私は外来や病棟の患者さんを診ていました。そこには高齢者の寝たきりの患者さんの床ずれの問題がありました。

あるとき2名の病棟看護師が、入院患者の床ずれの治療法に「ラップ療法（開放性湿潤療法）」をやってみたいと言ってきました。

ラップ療法は、内科医師の鳥谷部俊一先生が考案した床ずれなどの傷の治療法です。基本は前述の湿潤療法と同じで、治りにくい床ずれもきれいに治ると評判になっていました。

私には湿潤療法の失敗経験があったので期待は大きくなかったのですが、やってみると結果は非常によかったのです。

「消毒が床ずれを治らなくしている」ということが、ようやくわかりました。

外科医として経験を積んできた私は、自分の手で触ったもの、自分の目で見たものしか信じていません。なので目の前で見て効果のある方法については、現代医学、東洋医学、健康食品、民間療法にかぎらず、なんでも患者さんにおすすめしたくなる性分でした。

病棟でのラップ療法の成功を見た私は、完全に湿潤療法にはまりました。症例を重ねながら日々の変化を細かく観察していった結果、教科書どおりにやってうまくいかなかった過去の症例は湿潤療法の創始者たちのおられる東北と九州の環境の違いが原因だったのではないか、という結論に達しました。

東北と九州では、気温も湿度も違います。湿潤療法とはいえ、過度の湿潤はよくないという意見を読んだこともあります。そこで「九州でやる場合には、もう少し風通しのよい材料を使ったほうがよいのではないか」と思いつき、工夫して実践してみました。それが、うまく行ったのです。

私たちはラップ療法・湿潤療法で床ずれが治っていく様子を何度も体験し、近隣の施設でも知られるところとなり、町の医師会で講演を行うまでになりました。高齢者施設でもレクチャーをしました。すると、その施設では床ずれの患者さんを病院へ送る必要がなくなりました。とても大きな成果だったと思います。

夏井先生のブログから糖質制限を知る

ひどくなった床ずれの患部は、肉が腐りはて骨まで見えてきます。ふつうの人が見たら顔をそむけるほど、悲惨な状態です。においもたいへんなものです。患者さんにとっては、感染症のリスクなど、全身的な影響も決して小さくありません。

それが治らない原因が、毎度毎度行っていた消毒のせいだったのです。湿潤療法の成功は、それを明確に示していました。

しかし、形成外科学会や大病院ではその成果を軽視して、積極的な広報を行わないため、年配の医師を中心にいまも消毒とガーゼによる処置が行われています。欧米では60年代から行われていた湿潤療法が、ようやく2008年ごろ日本でも提案され、いまではマイナーながら多くの医師が実践し、NHKのテレビ番組でもその圧倒的な効果が放映され、家庭でもお母さんが見よう見まねで行うようになった現在でも、学会や大病院は「消毒しないなどという非常識には耳を貸さない」という昔の常識から抜け出せていないのです。

そうした権威ある現代医学に対して子どものころから腹の底でちょっとしたモヤモヤ感

を持っていた私は、湿潤療法の圧倒的な効果に「マニア」となりました。気がつけば、夏井先生のブログを毎回、ワクワクしながらチェックしていたのです。

その夏井先生のブログで知ったのが、糖質制限というダイエット法でした。

血糖値が高いと傷が治りませんから、外科医にとっては、糖質制限で糖尿病の患者さんの血糖値を下げる方法は湿潤療法とまったく無関係ではありません。しかし夏井先生は、完全に自分自身のダイエット法として糖質制限を始め、その効果をブログで公表していたのです。

こうして私も、私が現在勤めている病院の創始者でもある堺先生とまったく同じように、「湿潤療法」→「夏井先生のブログ」→「糖尿病治療および健康法としての糖質制限」という道筋をたどり、いまではそれをメインの一つとして外来診療を行っている、というわけです。

今年は糖質制限大ブレイク中!

糖質制限も湿潤療法と同じように、それまでの医学常識（食事全体のカロリーを制限する従来の糖尿病食）を完全にくつがえす画期的な方法です。

原則として、食事で摂取した糖質以外に食後に血糖値を上げるもの（栄養）は存在しないのですから、食事から糖分をなくせば（減らせば）食後血糖値が下がるのは当たり前の話です。糖質制限を行えばインスリンや薬でやっとコントロールしていた血糖値が、それらがなくても安定するのは当然なのです。

実際、２００５年、日本で初めて糖質制限食に関する書籍『主食を抜けば糖尿病はよくなる』（東洋経済新報社）を刊行した江部康二医師は、糖質制限で血糖値が安定した膨大な患者さんを経験しています。現在私が勤めている病院でも、たくさんの患者さんが成功しています。糖尿病で先行き不安なことばかり言われている患者さんにとって、これは本当に嬉しいニュースでしょう。

一方、日本糖尿病学会は、糖質制限に否定的なスタンスをとってきました。

しかし、２０１２年に行われた日本病態栄養学会の年次学術集会における江部医師と糖尿病学会主幹との議論、さらに２０１３年10月、アメリカ糖尿病学会が正式に糖質制限食を認めたことを経て、２０１４年４月から東大病院で糖質摂取比率40％の糖尿病食が提供されるようになりました。さらに今年２０１８年は、食品業界でもバラエティー番組でも、糖質制限は大ブレイク中です。

確かに、従来法で満足されている患者さんも多いです。一方で、従来法を抜け出して、それまでよりはるかに元気に、主体的に生活を送っている人たちの情報は確実に目に届きやすくなっています。

退職そして、やりたい診療のできる病院探し……

話を2年前に戻します。私は、自分自身で糖質制限や湿潤療法の手応えを感じていました。これは医学部の教科書には載っていないことだし、学会が推奨する治療法でもないことはわかっていましたが、患者さんにとって必要な治療法であることに間違いありません。

もちろん、糖質制限でかえって体調を崩す人もいます。しかし、だから糖質制限は意味がない、効果がないとはいえません。その人なりに工夫して、糖質制限の効果を上げることは可能です。それは薬やインスリンから逃れ、健康に生き生きと生活したいと願う、一人ひとりの患者さんの切なる願いに応えることができるかもしれないのです。

しかし、それを許してくれる病院はほとんどありません。かといって、自分自身の信念を曲げて、やりたくない診療をすることにもガマンがなりません。

そこで私は、「糖質制限＋オーソモレキュラー療法」や湿潤療法を自由にやらせてもらえる脳外科の病院を探しました。紹介会社やインターネットに情報を求めましたが、そんな奇特な病院はどこにもありません。脳神経外科の外来をする医師が欲しい病院は「まあ、いちおう先生のやりたいようにやっていいですよ」と言ってくれましたが、お歴々のお名前を拝見すると答えは見えていました。結局は、「そんな学会も認めていない治療をやってはだめだ」と言われることは明らかでした。

私はあきらめかけていましたが、そんなときにふと思い出したのが、現在勤めている堺整形外科医院でした。入院食で糖質制限をきっちりやっている病院はここだけだったので、以前、勉強のために電話で質問したことがあったのです。

ホームページを閲覧してみると、求人欄に「内科医募集」とありました。脳神経外科医の募集ではありませんでしたが、整形外科の病院ですからMRIはあります。MRIさえあれば脳外科医はなんとかなります。私はダメモトで、履歴書をもって初めて堺整形外科医院を訪ねました。

お互いに求めていた病院と医師が出会った

面接には、堺先生がじきじきに現れました。すぐに意気投合し、私のやりたいと考えている診療は「当院にとっても願ったりかなったり」と喜んでくれました。

しかも、これまでは交通事故で運ばれてきた患者さんが頭を打っていた場合、とにかく脳の致命傷有無の判定が優先なので脳神経外科のある病院へ転院しなければならなかったが、脳神経外科医がいてくれればその必要もなくなる、「こちらにとっても渡りに船だから、ぜひ来てください」と言ってくださったのです。

こうして2016年9月より、「相思相愛」のかたちで堺整形外科医院にお世話になることになりました。

堺先生は、私と同じように患者さんを第一に考えない現代医学に対してずっと疑問をもっている人でした。患者さんのためになるのであれば、東洋医学や代替療法もこだわることなく積極的に治療に活用してしかるべき、その勉強をするのが医師の務め、そう考えておられます。

私も同感で、だからこそここまで病院から煙たがられても、湿潤療法、糖質制限、オーソモレキュラー療法を実践してきたのです。堺先生はその理念を医師としてだけでなく、病院の経営者の立場でも貫いておられるのはすばらしいことです。

私はようやく、自分の働くべき場所にたどりついたのだと思っています。

＊

堺先生は2010年11月、「医療改革五つの提言」と題した提案書を作成し、国政に携わる議員に託しました。そのなかの一つ、「肥満症がベースにある患者の成人病に対する保険適用の制限」をここに転載させていただきます。過激な内容ですが、実現すれば患者さんにも国の財政にも本当に寄与しそうな、一理ある提案だと思います。

肥満症がベースにある患者の成人病に対する保険適用の制限

堺 研二

いわゆる成人病といわれるものの大半は、肥満症がベースにあります。高血圧症、糖尿病などの内科疾患や、膝痛などはその代表格です。これらは、肥満を解消すればかなりの部分が治療を必要としない状態になります。このことは医師でなくとも誰もが理解しています。

では、なぜ肥満治療を優先しないのでしょうか。それは、現在の食料品のあふれた日本では、よほどの強い意思がなければ「リバウンドしないダイエット」など不可能だからです。美味しいもの、甘いものは、中毒になります。もしも覚醒剤や麻薬がコンビニにお手頃な値段で販売されていたら、「それはからだに悪いからやめなさい」と医者がいくら叫んでみたところで無駄でしょう。それと同じです。

＊

私の専門分野の中高年の膝疾患も、大半は肥満症がベースにあります。下手な手術やリハビリよりダイエットのほうがよほど効果があるのは、整形外科学会では常識です。私も開業当初の約3年間は、毎週無料でダイエット教室を開いて啓発活動をしていました。しかし、ダイエットに成功する人はわずかでした。いまの日本で、従来のカロリー制限によるダイエットなど不可能に近いのです。

*

ではどうするべきか。

タバコが二十歳になるまで吸えないのと同様、肥満の基準を決めて、準備期間を1～2年設け、その基準値を超えたら原則、健康保険適用外つまり10割自己負担と法律で決めればよいのです。

自殺行為による怪我には健康保険が適用できないことになっていますが、それと同じようにすればよいのです。もちろん、医師が適切に診断し、病気の結果として起こる肥満（ステロイドの副作用や甲状腺疾患によるものなど）は対象外です。

これを実施すれば、国の医療費は2兆、3兆は軽く削減できるでしょう。

*

いまは「糖質制限」という、安全に確実に痩せられる食事療法があります。糖質制限の正確な知識と十分な臨床経験がある医師の管理下で糖質制限を行えば、ほとんどの方が健康的に痩せて糖尿病などの成人病から解放されるのです。糖質制限を厚生労働省が積極的に国民に浸透させれば、医療費削減など簡単な話ということになります。

糖尿病が激減すれば、その合併症も激減します。糖尿病の合併症で最も医療費のかかる透析の件数も激減しますから、それだけで毎年2兆円ほども浮くことになります。

具体的に数字を考えてみましょう。

一人当たりの透析患者の年間にかかる医療費は600万円です。透析を開始してからの平均寿命は20年ですから、透析患者が一人発生するごとに医療費は600×20＝1億2000万円ずつ増える計算になります。現在、日本では毎年1万6000人が糖尿病の合併症から透析患者となるので、1億2000万円×1万6000人＝1兆9200億円が、毎年毎年20年間かけて支出する医療費として加算されているわけです。

糖尿病の合併症は、ほかにもたくさんあります。その診療費も加えれば、糖尿病の合併症がいかに莫大な医療費を必要としているのかがわかるでしょう。そのほとんどが糖質制限によって削減されるわけです。

＊

糖質制限が普及して困るのは、頭を切り換えられない糖尿病専門医と成人病関連の薬が売れなくなって困る製薬会社くらいです。糖質制限は立派な医療行為なので厚生労働省が音頭を取って普及にあたるべきなのは明らかですが、業界との癒着で動きが鈍そうです。歳出削減に熱心な財務省にはたらきかけたほうがいいのかもしれません。

第5章

流行やブームに流されず、自身に最適な健康法を

糖質制限、大ブレイクの背景に個別医療への欲求が

本年2018年は、日本で糖質制限が大ブレイクしています。毎日のように情報番組、バラエティ番組で取り上げられ、コンビニ、スーパーやレストランには低糖質食品が並び、頭脳プレーとスタミナの両立が求められるサッカー、野球、テニス選手が採用して話題にもなっています。

日本の医学界では、日本糖尿病学会の診療ガイドラインに沿って炭水化物50～60%、タンパク質20%まで、残りが脂質を基本に症例ごとに柔軟に対応、というスタンスは相変わらずなものの、東大病院では2015年から糖質比率40%の糖尿病食が提供され、医師個人単位では糖質制限に理解を示す臨床医が増えてきました。

ところが、ひと足先に糖質制限食が広まっている欧米で、糖質制限を支持する研究、支持しない研究が交互に発表されてきています。

2014年「NIPPON DATA80」という観察研究で、日本人は糖質摂取が少な

いほう（糖質摂取平均60％、10分割中もっとも低い糖質摂取量グループは女性で17・3〜53・5％、男性18・8〜51・6％）が死亡率が低いことが示されています。

そして２０１７年「ＰＵＲＥ ｓｔｕｄｙ」という5大陸18か国の観察研究（Lancet 2017；390:2050-2062）において、糖質摂取量は総死亡率と正の相関、脂質、タンパク質は負の相関が見られたという報告があり（炭水化物摂取比率を5つに分け平均46・4〜77・2％、脂質平均10・6〜35・3％、タンパク質10・8〜19・7％）、追い風となりましたが、本年8月（Lancet Public Health ２０１８年8月16日オンライン版）には米国の観察研究をもとに、糖質摂取（糖質摂取比率37〜61％）と死亡率はU字の関係にあり、糖質摂取比率50〜55％で死亡率が最も低くなるという報告も出ています。

総じて、日本人はこれまでより糖質制限、欧米人は肉を控える方向がすすめられると思われますが、そろそろ「食」という文化的側面に介入して、どっちが正解、と決めることのむずかしさ、遺伝子にもバラエティがあるうえ、環境、生活習慣の差からその発現にも差が出ることを踏まえた個別医療への求めが高まっているのではないでしょうか？

健康長寿より今の生きづらさに手を差し伸べる

私の外来診療は、頭痛、めまい、耳鳴りに始まり、首、肩、足腰の痛みが取れない、スポーツでケガが多い、朝起きられない、夕方までエネルギーがもたない、不登校、不眠やうつ、慢性の湿疹や脱毛、認知症そして肥満など、どちらかというと健康長寿の前に、**「今が生きづらい」**というご相談が多い状況です。どういった提案ができるのか、毎回知恵を絞ってやっています（笑）。

近隣のクリニックや大学病院で何度も検査を受けて異常なしと言われたが、どうしたらいいのか、あるいは糖尿病に関しても長年続けてきたインスリンを止めたいなどの、**一般論はいいから私を何とかしてください**、という要望が多いのです。

メインストリームの医学でカバーできていないこれらの患者さんたちに、糖質制限、高タンパク、メガビタミンを主軸に、健康の自主管理が実感できるよう、アドバイスを続けています。もう一度、糖質制限で失敗しないための食べ方をおさらいしておきましょう。

【糖質制限で失敗しない食べ方①】
糖質制限のスムーズな導入法

まずは「順番変えるだけダイエット」（34ページ参照）と、「カミカミ30」（40ページ参照）です。

順番変えるだけダイエットは、食事を作る人の手間をかけることなく、食べる順番を変えるだけ。私のおすすめは、ヒトのエサであるタンパク質を1番、腸内細菌のえさである野菜を2番、食後高血糖をきたしやすい炭水化物を最後にもってくる方法です。ただし、食品に

図9　食品のGI値比較

	低	中	高
炭水化物	春雨／そば 小麦全粒粉パン 玄米	うどん／パスタ	白米／パン
野菜	レタスなどの葉物 キノコ類／大根 カブ／ピーマン ブロッコリー	サツマイモ	ニンジン カボチャ ジャガイモ
乳製品 菓子・果物	ナッツ類／牛乳 ヨーグルト チーズ／バター リンゴ／イチゴ	プリン／ゼリー アイスクリーム パイナップル バナナ	フライドポテト せんべい／クッキー チョコレート

よって食後血糖値の上昇率（GI値）が高いものと低いものがありますから、何をどのような組み合わせで食べるかにも注意したほうがいいでしょう。**（図9参照）**

野菜を最初に食べる方法はよく知られていますが、野菜は水を吸って膨らむので、過食が問題の方には都合がよい方法ですが、肝心のタンパク質食材が入らなくなり、食物繊維が大腸までは消化されないので、その手前で行われるお肉の栄養素の消化吸収を妨げてしまいます。

「最後に白ご飯だけ食べるのはムリ」という方にはこうするといいでしょう。なくなるとさびしいご飯茶碗を手にして、ご飯の上にお肉を乗せ、お肉だけ食べる（よく噛んで唾液をまぶしながらですが）、目標は30回。しかも8拍子の一定リズムでカミカミします。

リズミカルに行うことで、副交感神経が優位となり、忙しい中にもストレスが軽減し、食物の消化吸収を助けます。どうしてもご飯粒が食べたい方は、数粒ずつ混入してもよしとしましょう（笑）。やっぱり早食いの人は早食いでない人より、3倍過体重になりやすいという日本人の研究がありますから、とにかく食事には時間をかけましょう。

2番目は野菜をご飯の上にのせて野菜だけカミカミして食べる、最後に、肉や野菜の汁のかかった汁かけご飯を食べるようにすると、「いただきます」直後のご飯に比べて、箸が進みにくくなっているのにだんだんと気づきます。脂質や野菜が先行すると、食後高血糖も起こりにくいです。私自身は、この順番変えるだけダイエットだけで8kgやせたのが糖質制限へのめりこむきっかけでした。

このあと、糖質制限をどの程度進めていくのかは、個人差がありますので、一度血液検査を受けられて判断するのが無難です。

それでもパン、麺、ご飯、デザートを食べすぎてしまった方は、直後に筋トレをしましょう。体幹リセットダイエットのエクササイズ（姿勢よく座って、そのままおしりを片方3秒×10回ずつ上げる筋トレと、両肘をつかんで膝につけた状態から、顎を膝より前に出したまま腕を耳の後ろまで上げて6秒キープ×10回、いずれも乳酸閾値すなわち凝る強度までやる）は私の場合、血糖が10～20ずつ下がります。

【糖質制限で失敗しない食べ方②】

肉、魚、卵、乳製品をもっと食べてみよう

「糖質制限」という名前を字面どおりに受け取って、控えた糖質の代わりの食材を増やさず、カロリー制限になってしまっている方の失敗談をよくうかがいました。タンパク質不足だと、代謝酵素の不足からエネルギー不足になり、筋肉や皮膚の材料不足からだるさ、冷え、肌荒れ、神経伝達物質の不足からうつやイライラなどが出現します。

日本人の一日当たりタンパク質摂取量は、1970～90年代をピークに、1950年代と同水準まで減少しています。**(図10参照)**

タンパク質食材には動物性と植物性がありますが、必須アミノ酸の含有内容と含有量、消化時間の面で動物性タンパク質食材に利があります。

そうはいっても、これまで肉食が少なかった方は、胃もたれがして続かないといわれることも多くあります。まず調理法の工夫、だし汁やボーンブロス、鶏ガラ、豚骨スープなどから、徐々に慣らしていくのもいいでしょう。ストレスを感じながら食事をすると、消化吸収が悪くなり、腸内環境が悪化してかえって炎症に伴う太りやすさや体調不良が起こります（迷ったらカミカミ30ですよ～笑）。

図10　タンパク質摂取量・年齢区分別

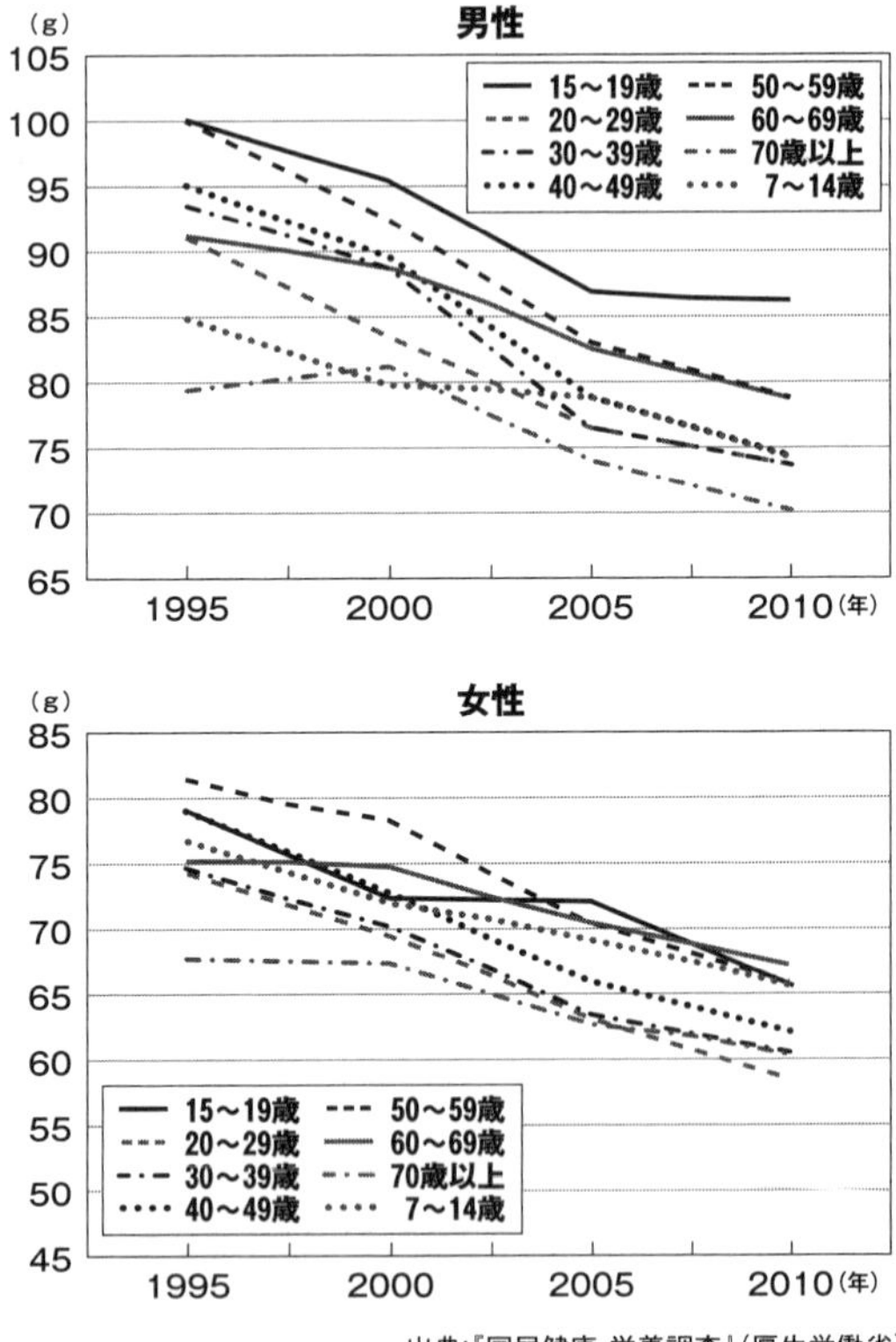

出典:『国民健康・栄養調査』(厚生労働省)

動物性食品に含まれるコレステロールの摂取に抵抗がある方も多いと思われますが、コレステロールは脳細胞やビタミンの材料として必要な栄養素ですので、低すぎるのが問題です。コレステロールが高い方のなかには、野菜中心で動物由来のコレステロールの摂取量が少ない方も多いです。しっかり食べましょう。

その過程で、一時的に体重が増えるかもしれません。それはむしろ、からだが必要な筋肉、内臓組織、結合組織、骨、血液などのパーツを充実させているサインですので、じっ

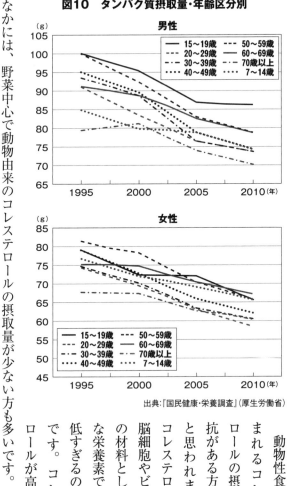

とからだの具合を観察してみてください。なにかこれまでと違ういいことが起きているはずです。

【糖質制限で失敗しない食べ方③】
不足しがちなビタミン・ミネラルを意識して食べ、サプリメントで補給してみよう

ビタミン、ミネラルの必要量は医学部ではとくに強調されることはなく、従来の栄養学で50％欠乏をきたさない最低量が提示されているだけで、価値観の多様化したストレスの強い現代社会で「生きづらさ」に直面した人たちには十分ではありません。

とくに脂肪をエネルギーに変えるときに必要なビタミンB群や鉄、亜鉛、マグネシウム不足は多くの患者さん方に見受けられます。ビタミンB群は糖質過剰時に不足をきたしやすく、鉄と亜鉛と銅、マグネシウムとカルシウムなど、吸収経路が重なるミネラルは胃腸の状態によっても不足しやすくなります。また加工食品主体の食事でも、ビタミンミネラルの摂取量は少なく、必要量は多くなる傾向にあります。

血液検査の深読みによって自分に必要なビタミン、ミネラルについてアドバイスを受けられることをおすすめします。

ビタミン、ミネラルの多い食材というと野菜を思い浮かべる人が多いのですが、実は野菜はビタミンの宝庫ではなくなってきています。またミネラル吸収を阻害する作用もわかっています。肉とくにレバーこそ、不足しやすいビタミン、ミネラルを補うのに最適な食品です。あるいは牡蠣やシジミなどもよい食品です。

これらを習慣的に摂るように心がけていると、健康状態がワンランクアップしたことを実感できるようになると思います。

ただし、それでもビタミンB群、鉄・亜鉛・マグネシウム、あるいはビタミンA（皮膚・粘膜・目の健康）やビタミンD（筋肉・骨・腰痛や頭痛、冬季うつ・アレルギー）などの不足が解消できない場合があります。そこでサプリメントを賢く利用します。

最初に述べたように、市販のサプリの記載量は、50％欠乏をきたさない量にとどまっていますので、増量が必要なことが多いです。1種類ずつ、少し多めに飲用して、自分のからだや心の状態に変化が起こるかどうか、注意深く観察してみましょう。不安があるなら、血液検査で栄養素の過不足や副作用の有無を診てもらいましょう。

寝つきや目覚めがよくなった、皮膚がなめらかになった、頭痛、肩こりが改善したなど、変化があれば、そのサプリの効果があった可能性があります。つまり、飲用したビタミン、ミネラルが不足していたということになります。

このように、自分の心身に対する感性を高め、その変化によって日々の生活を見直したり、食事内容を修正したりして、健康の自主管理能力を上げていきましょう。

すべてお任せの医療から、自分で考える医療へ

ここまで読んでいただいた皆さんにはおわかりいただけると思いますが、私の外来はとても時間がかかります（笑）。出された薬を飲んでおけばいいですよ、という外来と違って、食事や運動に限らず、心配の種（ストレッサー）となっている家庭環境や将来の不安、学校や職場のいやな人間関係（ハラスメント）、お金の問題、アルコールなど、場合によっては、それを聞き出すことで、痛みや過食、血糖コントロールの改善が得られる場合もあります。

もちろん聞き上手に徹するのが第一ですが、なかなか答えが得られない場合、あえてゆさぶりをかける質問をしたり、しばらく無言でカルテを書いているとポロっとこぼしてくれたりもします。それほど、ヒトのからだというものはデリケートにできているんだなと、数回後の診察でデータの改善しない理由がやっとわかったりしたときに思います。

患者さんとして医師を受診する前にぜひ、不調が出るまでの自分の歴史、身体状況、栄養状況、家庭や職場の状況を振り返ってみてください。

思えばあのときから悩みが始まったな、という状況がわかったら、さらにその後、なぜ自分がそういう行動をとるようになったのか、それはそのときの自分を守るために必要な行動だったに違いないはずですが、いまならもっと別の選択肢があったのではないか、など落ち着いて考えてみましょう。そしておいしいものを食べてお風呂に浸かってゆっくり休みます。

野生動物はケガをしたとき、その場でじっと動かないそうです。考えすぎずにからだを横たえ、からだが回復力を発揮していくのに任せる。ヒトも細胞一つひとつに回復のためのプログラムがコードされています。それまで生きてきた細胞の集合体としてのからだを信じましょう。

そのうえで、からだが求めている栄養素、必要な食べものを、注意深く選んでいきましょう。今回提案してきた糖質制限、高タンパク、メガビタミンは、比較的結果の出やすい食事療法と考えていますが、決めるのは「あなた」です！　私は自分で考えて決断していただけるための対話や情報提供に努めていきたいと思います。

と、私の理想とする医療について最後に書かせていただきましたが、実際的なことを書けば、こういうタイプの診療では、経営的に苦しくなります。

いまこのような外来が許されているのは、病院の経営者サイドにいる堺先生が許してくれているからです。堺先生は、こう言います。

「赤字経営でよいわけではありません。でも、患者さんによいことをしていれば、結局は患者さんが認めてくれます。来院する患者さんが増えるんです。別のところで黒字になる部分が大きくなり、総体で経営は成り立ちます。それは医師が考えるべきことではありません。医師が経営をしようとするから、おかしな医療になっていくんです。医師は患者さんのためだけを考えてやればいい、病院のマネジメントはプロに任せればいいと私は思います」

患者さんのために、あえて挑む医師でありたい

思い返せば、「消毒しない、患部を乾かさない」という湿潤療法も、「カロリー制限（従来の糖尿病食）は意味がない」という糖質制限も、外科や内科の権威によって半ば無批判に続けられてきた方法を、歴史的に埋もれかけた治療法（1537年、フランス軍従軍中にアンブロワーズ・パレが発見した、煮えた油で焼かずに、ワセリン・松脂・卵白で覆う銃創治療）が介護現場で偶然掘り起こされたり（夏井、鳥谷部医師）、小さな観察（米国の1型糖尿病患者でカーボカウント法を1970年代に発見し、これを広めるために技師から医師になったリチャード・K・バーンスタイン）から始めて、パラダイムシフトを起

こすまでのムーブメントに成長した、小さな挑戦者たちの成果です。

私が既存の治療にあてはまらない患者を引き受け始めて悶々としていたころ、英国陸軍にSASと呼ばれる特殊空挺部隊があることを知りました。世界各国の軍隊の模範とされる、きわめて優秀な部隊です。イラク戦争のときなど、陰で大いに活躍したことが知られています。

このSASがモットーとしているのが、

Who dares wins.

という言葉です。

「挑む者にこそ勝利がある」「危険を承知であえて進む者だけが勝つ」

そんなような言葉です。

SASの訓練というのはとんでもなく厳しいもので、戦争の現場で「そんなの絶対無理だよ〜」と思われるような作戦でも、逃げずに、あきらめないで、リスクを承知でやり遂げる兵隊を育成しているのです。さらに、現場主義を貫き、その土地の気候から道具の選択まで、特別の権威でなくてもいちばん詳しい人に情報を求めることで教科書にない知識を得て、それを戦術に役立てるという特徴を持っています。

そういうことが臨機応変にできる部隊だからこそ、SASは数々の栄誉ある結果を手にしているわけです。

人を平気で殺さなければならない、同時に自分も殺されるかもしれない戦争のスペシャリストが、それを敢然とやっているのです。さまざまな厚遇を受けている医師が、しかも患者さんのためによいことをすれば感謝していただける医師が、それをできないわけがありません。患者さんのためにあえて、過去の権威を脱ぎ捨ててもらわなければいけないのです。

Who dares wins.

情報化社会の現代においては、新しい情報は医師・患者の別なくアクセス可能です。その情報を読み取る力は、患者にも求められているのです。無限にある選択肢から、なりたい自分をイメージして、いまいちばんすべきことを自分で選んでいく。そういう生き方のお手伝いができるよう、私はこれからも日々精進してまいりたいと思います。

おわりに

「糖質制限」は、スーパーやコンビニからバラエティ番組に至るまで、今年（2018年）大ブレイクしていますが、ご飯、パン、麺好きの国民性のなかにあって、いまだ道半ばです。脳神経外科医として接してきた脳梗塞、認知症、褥創、糖尿病性壊疽、透析、はてはガンまで、国民病である糖尿病による合併症に苦しむ人が少しでも減少する手助けとなりますよう、「整形外科に併設された糖質制限クリニック」での2年間の経験を本にしました。

いまや、テレビやネットニュースでも毎週のように糖質制限賛否両論が繰り広げられています。テレビ局の調査では、視聴者の半数がすでに糖質制限に取り組んだことがある、といいます。その7割が減量に成功した、と紹介されていましたが、一方で不調をきたして中止した人が少なからずいたということで、話題に事欠かなくなっていると思われます。

ケトン体が高いのに体調がよくない方（ミトコンドリアの機能不全）、肉・卵・チーズをたっぷり食べているのに痩せない方（リーキーガット症候群）との出会いや、不調から回復された「サバイバー」たちの生き方のコツを参考に、試行錯誤しながら過ごしてきました。不調が現れた人のなかには、今回触れた、極端な糖質制限や、もともと食が細く筋肉量が少ないタイプに起こりやすい「低T3症候群」の人が少なからず含まれていたものと思われます。

またヴィーガン（ベジタリアン、肉・魚・卵・牛乳・チーズなし、オイル少な目、野菜・果物・全粒穀物・豆類を十分摂って糖尿病を治すという医師や格闘家）、砂糖・果糖でミトコンドリア機能の改善を目指す医師、高強度の筋肉維持のためには糖質対タンパク質の割合は3対1の重量がよいとするデータなど、さまざまな糖質制限反対意見が出てきています。それぞれうまくいっている人がいて、食事に対する人間の反応はさまざまだと感じます。

それでも「糖質制限」と共通しているのが、菓子パン、白米、カップ麺、清涼飲料水をすすめる医師はいないということです。あるいは「糖質」よりもショートニングや植物油脂、ブドウ糖果糖液糖や人工甘味料、農薬や海洋汚染の問題なのかもしれません。「糖質制限」から一周回って「糖質選択」と呼んでいる医師もおられます。

＊

脳神経外科の臨床という生命予後の厳しい状況のなかで、最新の技術を使った最高の治療を提案しても、患者さんやご家族が「ほんとのことを言うと、そこまでは望まないです」といったセリフを陰で聞く、医師と患者の目線のずれを何度も経験してきました。

いまの私は、手術も強い薬も使わない「弱さを武器に」一歩下がって、オーソモレキュラー療法の血液データの見方を通じて日頃の生活習慣の問題点を患者さんやご家族と共有し、一番のおすすめを念頭に置きながらも、これまでの生きざまを含めてお話をうかがい、ほんとはどんな自分になりたいのかを探って、あなただけの「第3の案」を編み出す、そういう総合診療を目指していきたいと思います。

糖質制限が合っているかどうかを一人で悩まずに、糖質制限に理解のある、またはオーソモレキュラー療法を実践しているクリニックを訪ねてみませんか！

著者記す

脳神経外科医《のうしんけいげかい》が教《おし》える
糖質制限《とうしつせいげん》ホントの話《はなし》

2018年11月9日　初版第1刷

著　者……………………………石原信一郎《いしはらしんいちろう》
発行者……………………………坂本桂一
発行所……………………………現代書林
〒162-0053　東京都新宿区原町3-61　桂ビル
TEL／代表 03(3205)8384
振替／00140-7-42905
http://www.gendaishorin.co.jp/
カバーデザイン……………吉崎広明（ベルソグラフィック）
本文イラスト………………栗田真里子
編集協力……………………有限会社　桃青社

印刷・製本：㈱シナノパブリッシングプレス
乱丁・落丁本はお取り替えいたします

定価はカバーに
表示してあります

ISBN978-4-7745-1730-8　C0047